MASENZE
UMNTU

MASENZE UMNTU

Mandla Mtshemla

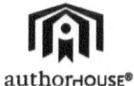

authorHOUSE®

AuthorHouse™ UK
1663 Liberty Drive
Bloomington, IN 47403 USA
www.authorhouse.co.uk
Phone: 0800.197.4150

Published by AuthorHouse   10/27/2014

ISBN: 978-1-4969-9432-5 (sc)
ISBN: 978-1-4969-9433-2 (e)

MASENZE UMNTU

Ngokufana nathi ngokwembonakalo yethu

Izolathiso

1. INTSHAYELELO

Bendisoloko ndinomdla wokuncokola nabantu ngezinto ezinxulumene nempilo. Mandikhawuleze ndicacise ukuba andilo gqira, ixhwele okanye umntu ofundele ubugqira. Izinto endiye ndifune ukuncokola ngazo, zizinto endidibana nazo ezincwadini nasemaphepheni ngenxa yothando lokufunda izinto ezibhaliweyo. Xa ndifunda ngezi zinto ndiye ndibe nombuzo wokuba, bangaphi abantu abanolwazi lwale nto endiyifundayo. Ndizamile ukumemelela abantu endizalwa nabo, abantu endikhonza nabo kwiincoko ngezempilo. Ndikhuthazwa ngamazwi athethwe ebhayibhileni athi, MASENZE UMNTU NGOKWEMBONAKALO YETHU, NGOKUFANA NATHI. La mazwi aqulathe into eninzi, ngokucinga kwam. La mazwi athi umntu lo, wayedalelwe ukuphila ixesha elide, njengoThixo. Loo nto ifike yachithwa nguAdam noEfa. Ndiphawula ukuba uAdam uphile iminyaka engamakhulu amaninzi, emoshile enjalo. Konakele phi ngoku, kutheni thina kule mihla singena kufikelela kwikhulu elinye qha? Ndiyazi ukuba ibhayibhile ithi iminyaka asikelwe yona umntu, ingamashumi asixhenxe ize leyo agqithise ngayo umntu ibe libhaso likaThixo. Injongo yam ibikukuba sibonisane ngonobangela nangezinye iindlela zokunonophela impilo. UPaul Johnson uthi, izifundo zembali mayingabi zizifundo ezigxile kwizinto ezenzekayo kuphela koko mayibe zizifundo nangezo zinto ezinga zange zenzeke. Akwenzeki namhlanje ukuba abantu baphile ixesha elide elaliphilwa ngabantu bakudala.

Ndikholelwa ekubeni, zininzi iindlela ezinyuka intaba. Iphulo lam lokumemelela abantu kwincoko yezinto ezidla impilo aliphumelelanga ngesizathu sokuba, ndoyisiwe kukwenza abantu babe nomdla kwinto endiza nayo. Injongo yam ngale ncwadi yeyokuba, makubekho umntu oza kuba nesakhono sokwenza abantu babe nomdla kulo mxholo wempilo, xa ethe wayifunda. Enye injongo yeyokuba, le ncwadi ifikeleleke kusapho ngalunye. Ndinqwenela nokuba abantu, bakwazi ukuncokola noogqira nabongikazi, ngezinto abanofifi ngazo ngokunxulumene neempilo zabo. Noxa kunjalo, mandiphawule ukuba incoko nomxholo wale ncwadi usekelwe phezu kwezinto ezithethwa nezikhankanywe ngoogqirha abaveleleyo kulwazi lezinto zendalo eziphilisayo. Aba gqirha bayayikhankanya into yokuba umba wezinto zemvelo abathetha ngazo eziphilisayo abazifundanga esikolweni sobugqirha koko baye bandisa ulwazi lwabo ngokufumana imfundo kwezinye iinkalo. Mandichaze ukuba le ncwadi asiyo ncwadi yesifundo ngobomi bomzimba nezityalo, ibhayoloji ngolwimi lasemzini koko ixoza mphini wumbi. Ikhona ke nenjongo yokuba ndikhuthaze ukusetyenziswa kwelwimi lam, isiXhosa. Ewe, imiba endibhala ngayo, yimbi ayinawo amagama esixhosa nangenxa yokuba abantu bakudala babethiya izinto ngokufana nenye, umzekelo, babesithi, into iluhlaza okwesibhakabhaka xa bechaza umbala o(blue). Ukuba wonke umntu ebehlala ecaleni kolwandle, bebeya kufanekisa ngamanzi olwandle. Ezinye izizathu zokungqongophalo kwamagama esintu, ziyakuchazwa ngoomakhwekhwetha beelwimi zesintu.

Zincedeni maAfrika amahle!

2. UMBULELO

Ndibulela inkosikazi yam uThandiwe ondikhuthazileyo kwisigqibo sokubhala le ncwadi nasekwalekeni ngolwazana lakhe.

Andiyilibali intombi yam elizibulo, uNombulelo Bashman, eteketiswa ngoogxa bayo ngegama lika Sam, endiqwebele uqweqwe olungaphandle lale ncwadi.

Unyana wam, uZwelethu Bashman, ophendule imibuzo emininzi engaqhuqekanga, evela kum malunga nezinto zobugcisa, eyiphendula ngomonde nenkuthalo.

Ndingalibala njani iphelo lam uNozibele, uMon xa beliteketisa, ebeliqinisekisa ukuba ndifumana into ephungwayo ngexesha ndibhala? Ngalo lonke ixesha ndinengxaki ngeComputer, ibisoloko inguye umabizwa-sabele, ukulungisa undonakele. Sidibana nezi Computer sesijonge engcwabeni kaloku.

Baninzi abahlobo bam endinga bakhankanyanga apha abandincedileyo, bendiboleka iincwadi zabo, bambi bebalisa ngezigulo zezizalwane zabo, bekhuthaza ukubhalwa kwale ncwadi.

3. AMALUNGU OMZIMBA WAKHO

Kwikhaya ngalinye kukho amagumbi awohlukileyo ngokwakhiwa nangemisebenzi yawo. Noxa kunjalo, onke lamagumbi aqukwa ngegama elinye lokuba ngumzi. Lilonke, umzi yintlanganisela yamagumbi asebenzela loo mzi. Nokuba umzi unegumbi elinye, kusoloko kukho imfuneko yamanye amagumbi ukuze umzi usebenze kakuhle.

Ngokunjalo nemizimba yethu inamalungu namalungwana. Nawo la malungu, akhiwe ngokwahlukileyo yaye asebenza ngokwahlukileyo ngenjongo yokumisa umzimba onempilo. Loo nto ithetha ukuba ilungu okanye ilungwana ngalinye libalulekile emzimbeni womntu. Amagumbi la, aneefestile nezinye izinto ezisetyenziswa kweloo gumbi ezifana neesofa neebhedi. Ezi ke izinto singazifanisa namalungwana. Isitena ngasinye kudonga legumbi nodaka esidityaniswe ngaso, nazo singazifanisa namalungwana. Mandikhawuleze ndicacise ukuba ilungu ngalinye liyingqokelela yamalungwana anobomi bawo ngokufanayo namalungu. La malungwana abizwa ngokuba ngamaseli (cell). Isihlunu, ithambo negazi, zonke ezi zinto, ziyingqokelela yezigidi ngezigidi zamalungwana. Ndicacisa ngezi zinto ukuze ungabhideki ngexesha ufunda le ncwadi, yonke into ethethwa kuyo inxulumene nala malungwana namalungu.

Ndiza kuthetha ngamalungu namalungwana ukususela entloko ukuya kuma ngenzwane, hleze ubhaqe undonakele apha kuwe. Zikhona izinto eziza kusalela ngemva kungeyiyo injongo yam kodwa ikukuba ndingeka fumani ngxelo ethe vetshe okanye iyimpazamo. Ndiyicelela uxolo loo meko yonke. Ndizimisele ukuba ekupheleni kwale ncwadi, ndazise abo babhali, encwadi namaphepha abo andinike umhlaba wokubhala.

4. IGAZI LOMNTU NOHLOBO LALO

Mandiqale ngegazi njengoko nalo ililungu lomzimba. Nalo ke lakhiwe ngamalungwana. Ndingaphawula kuloo malungwana iikopasile ezimhlophe nezibomvu. Ezimhlophe ngamajoni okulwa neentsholongwane zize ezibomvu zithwale umongo-moya(ioksijini) ukuya kuwo wonke amalungu omzimba. Xa kuvela ubomvu esilondeni, zuke kubonisa ukuba amajoni okulwa neentsholongwane, awile edabini. Amanye amalungu omzimba, aye akhalazele umongo-moya ongonelanga ngenxa yokusilela kweekhopasile ezibomvu okanye ukungaphili kwamalungwana emzimbeni.

Yonke into iyathungelana emzimbeni. INJA WANI INJA OH!, atsho amaqabane omzabalazo xa etolika into ethi INJURE ONE INJURE ALL. Ndiyanqwena ukuba amaqabane, nemizimba yawo, angayijonga ngelo liso. Ezinye izinto ezisegazini zincindi namanzi ezincedisana nokusebenza kwegazi. Igazi kufuneka libemanzi ukuze likwazi ukutyhutyha wonke umzimba lihambisa ezo sezikhankanywe ngentla. Zininzi izinto ezibalulekileyo ezilapha egazini, kungagcwala lencwadi xa ndinokuya kuzo, ndingabina kufikelela kule ndawo kanye ndifuna ukuya kuyo. Apha egazini kukho nenkqubo ebizwa ngokuba yi Hemostasis, apho igazi lithi lakudibana nomoya esiwuphefumlayo, lenze igazi lome kuloo ndawo yonzakeleyo, ngaloo ndlela lenze ukuba singabi nakopha liphele igazi emzimbeni. Ucingile uThixo. Ukuba bekungenjalo, besiya kufana neplastiki egcwaliswe ngamanzi yaza yahlatywa ngesipeliti kwaphuma wonke loo manzi.

Eyona ndawo endixhinele kuyo ngeli gazi, yeyokuba sinegazi sonke yaye libomvu lonke kodwa, kuphelela apho ukufana kwethu. Igazi lethu lahlukene yaye wonke umntu unegazi eliluhlobo olulodwa. Ngaphandle kwento abathi yiDNA equlathe ubuwena, obungafaniyo nobomnye umntu, kukho iyantlukwano apha ebantwini, ekuthiwa liqela legazi elithile(Blood group). Kukho iqela labantu abagazi labo libizwa u A, uB, u AB okanye

5

u O ngokwahlukana kwawo. Le nto, ngokucinga kwam, ithetha ukuba asinako ukufaka kule mizimba yethu izinto ezifanayo kuba kuyacaca ukuba amalungu namalungwana ethu, akaxubi izinto esizityayo ngokufanayo. Ndinga ngenanga nzulu, apha kumalungwana ethu, kukho izinto ezibizwa ngokuba zii Antigens eziphawula amachiza asemzimbeni wethu.
Ezi Antigens zakhiwe ngeendlela ezininzi, kuxhomekeka kuhlobo legazi lakho. Ziba ziiProtheni, Khabhohayidrethi, Glayikhoproteni okanye Glayikholiphidi. Zakudibana nento engaqhelekanga apha emzimbeni, iiAntigens zenza isilwa-buhlungu(Antibodies) esijongene naloo nto engaqhelekanga. Isilwa-buhlungu sisebenza njengesilumkiso ekuthi xa ithe loo nto engaqhelekanga, yavela kwakhona, ihlaselwe ibulawe okanye idanjiswe. Luhlobo le Antigen yakho elahlula uhlobo legazi lakho ukuba ngu A, B, AB, okanye uO. Yiyo lento xa ufakelwe igazi elingelulo uhlobo lakho, ungafa nokufa. Ikho indawo elumkisa ngokuba kungatyiwa igazi okanye inyama enegazi kuMasirayeli ebhayibhileni. Kuphinde kubekho nendawo ethi, khangelani ezintakeni nase zimbovaneni. Mandenze umzekelo, ibhokhwe itya amagqabi omthi ize yona igusha itye ingca. Bambi bathi inyama yebhokhwe inempilo ngaphezu kwaleyo yegusha kuba ayinawo amanqatha yaye ibhokhwe isoloko ishukumisa umzimba ngokugwencela emithini nokutsiba emaweni. Igusha ayishukumi kakhulu yiyo lento inamanqatha amaninzi. Andithethi ngamanqatha asemizimbeni yabantu noxa le ingaba sesinye isisombululo kulamanqatha maninzi emizimbeni yethu. Ethubeni ndiza kuthetha ngala manqatha.

Uhlobo-gazi A

Izazi zithi, ukuba uhlobo legazi lakho ngu A, kufuneka uqonde ukuba wena ungumtyi-mifino, iziqhamo, iimbotyi, nezinye izidlo zeengqambu(grains). Zama ukuyeka inyama ebomvu(nkomo, gusha, bhokhwe nezilwanyana) Yitya ukutya kweSoya neembotyi kakhulu. Kuthiwa xa usitya ukutya okungalungelanga uhlobo legazi lakho, loo nto yenza ukuba umzimba wakho uphuhlise incindi yamadlala okukhathazeka(stress hormone) nto leyo engabeka uxanduva olukhulu kwintliziyo yakho.

Uhlobo-gazi B

Kuthiwa ukutya okufanelwe kukutyiwa ngumntu wolu hlobo legazi, koko kunomlinganiselo olungileyo womxube wentlobo zenyama nemifino kodwa angayi kakhulu koko kutya kwenziwe ngeengqambu(grains) neembotyi, angatyi inyama yenkukhu, into eyenziwe ngombona, ingqolowa nesoya.

Uhlobo-gazi AB

Ndicinga ukuba uyacacelwa ukuba umntu weli hlobo legazi, akafaniswa nahashe okanye idonki, umi phakathi kwazo zombini ezi ndidi zegazi u A no B. Kufuneka ke echule ukunyathela kuba, unazo impawu zika A no B.

Uhlobo-gazi O

Kuthiwa zimbalwa izinto ezikhathaza impilo yomntu ogazi lingu O, ezifana nokudumba nokunga sebenzi kakuhle kwamalungu anxulumene nokucola ukutya.

Mandiphawule ndingekalibali ukuba, yonke into endibhale ngayo malunga nentlobo zegazi nohlobo lokutya elihambelana nezo ntlobo, ngumsebenzi weminyaka engaphaya kwamashumi amane ophando nokuqaphela, kukaGqirha uPeter D'Adamo bencedisana noCatherine Whitney kwincwadi yabo ethi: MENOPAUSE, Manage Its Symptoms with the Blood Type Diet. Zithengele yona!

Mandidlule kancinci kuncedo endiluzuzileyo ngokufunda incwadi yabo. Ndingumntu oyiqaphelayo into endiyityayo. Bendisithi ndakuva umntu esithi into ethile iyilungele impilo, ndenze indlela yokuba ndiyifumane. Ndenze njalo naxa ndisiva ukuba iAlmonds zinempilo. Bendizitya kakhulu zide zingathi ziza kuphuma ngendlebe. Into ibisuke yenzeke kukuba, bendiba

nombefu, umzimba odiniweyo nengqondo eminxeneyo.
Ndiye kugqirha, othe emva kokundixilonga engaboni nto,
wacebisa ngokuba andithathe igazi ngenjongo yokuba
lihlolelwe undonakele apha emzimbeni wam, ngenkqubo
ebizwa ngesilungu ukuba yi Full Blood Count. Kwizinto
eziphawulekileyo kolo phando, yinto yokuba ndinomgangatho
ophezulu wento ebizwa ngokuba yi Cholesterol. Yima, ndiza
kuyichaza ethubeni. Ndithe ndakufunda incwadi ka gqirha
uPeter D'Adamo, kwizinto athi mandingazityi, ii almonds, yenye
yazo. Enye into efumanekileyo kukuba ndinengxaki yeThyroid
etyhafileyo. UHerman Uys yena uthi kwincwadi yakhe iGod's
Pharmacy, semba amangcwaba ethu ngecephe. Nam ke
bendisenza loo nto kuba umgangatho ophezulu weCholesterol,
uyabulala. Okoko ndithe ndaqalisa ukutya ngokohlobo legazi
lam, andisa phathi pilisi engxoweni yam zentloko ebuhlungu,
yonke imihla. Ndikhululekile.

Noxa ndincedakele kukufunda incwadi kagqira uD'Adamo,
ayindichazelanga ngendlela aphande ngayo ukulunga
nokungalungi kokutya okuthile kuhlobo legazi ngalinye.
Ndiphawula le nto kuba zimbi izazi zithi, makungatyiwa
iiprotheni yezilwanyana, ngenxa yezizathu ezichazwayo,
kumaphepha alendelayo.

Unjingalwazi uColin T Campbell kwincwadi yakhe iTHE CHINA
STUDY uchaza ngeendlela aphande ngazo ubungozi benyama
nobisi lwezilwanyana athi lithwele iitythefu ezikwiAflatoxin
ne Casein ezibangela isifo somhlaza nezibhebhethekisa
izifo ezininzi ebantwini. Unjingalwazi uCampbell usilandisa
nangophando olwenziwe eIndiya apho kusetyenziswe iimpuku,
ezityiswe ityhefu ekwiAflatoxin nebangela umhlaza. iAflatoxin
ivela kumbona okanye amandongomane anokungunda(Fungi).
Umbona ongundileyo utyiswa izilwanyana kuthiwe yifuri.
Amandongomane angundileyo wona enziwa iPeanut Butter,
zezinye imveliso ezingena nkathalo ngempilo yabantu. Le nto
ibonakale kuphando olwenzwe ngunjingalwazi uCampbell
noogxa bakhe ePhilippine kwinhyikityha yokufa kwabantu
balapho, bebulawa sisifo somhlaza wesibindi.

Uthi unjingalwazi, emva kokuba zityisiwe le tyhefu iimpuku, zohluliwe zaba ngamaqela amabini. Elinye iqela londliwe ngokutya okuneProtheni yezilwanyana engange 20% laza elesibini lona iqela leempuku londliwa ngokutya okuneProtheni engange 5%. Iqela elityiswe iProtheni ye 20% libonakalise ukwesuleleka sisifo somhlaza wesibindi laza elo lityiswe 5% yeProtheni lasinda ekusulelekeni ngumhlaza lowo. Kuphando lukanjingalwazi uCampbell, ufikelele kwisigqibo sokuba isifo somhlaza, singancitshiswa, singanqandwa okanye sibhebhethekiswe ngomlinganiselo weProtheni yezilwanyana, esekutyeni kwethu.

Emva kokufunda le ncwadi kanjingalwazi uColin T Campbell, ndinendawo efuna ukuthi, kuloo nto umntu agula yiyo, makazibuze ukuba yinyama okanye lubisi olungakanani na alityayo. Unjingalwazi uCampbell, ugqiba kwelokuba siguliswa yinto athi zizifo zobutyebi okanye impucuko. Esi sigqibo usenza emva kokuqaphela ukuba kwiinqili zasemaphandleni eTshayina, akukho okanye kunqabile ukugula akufumene kwiindawo zasezidolophini. Mhlawumbi nathi apha eMzantsi Afrika, ngenye imini sakufumana amanani achaza ezi zigulo ngokweenqili, zivela kumbutho obala amanani iStatistics South Africa okanye iziko lezempilo.

Unjingalwazi uCampbell, ubalisa nangomhlobo wakhe uGqira John McDougall athi naye ukhula esitya ngokweziganeko, iPasika ngesidlo sakusasa, ukutya kwasemgidini emini aze atye okweKresmesi ngokuhlwa. Uthi, le ndlela yokutya, ikhokelele ekubeni aphathwe sisiStroke eneminyaka elishumi elinesibhozo, ugqira McDougall. Akawuvali umlomo uNjingalwazi ngezinto azifunde kugqira McDougall ezinxulumene nokuthatha kwakhe isigqibo sokuba yena uza kufuna imvelaphi nesisombululo sezifo, ekutyeni. Kuvakala ukuba esi sigqibo sithathwe emva kokunyanga izigulane zakhe ngeepilisi nangemiqathango, ayifundisiweyo kwisikolo soogqira, zimbi izigulane zinganyangeki ngokugqibeleleyo. Kuvakala ukuba emva kokufunda lukhulu kwiincwadi zobunzulu-lwazi, ugqira McDougall, ufikelele kwinto ethi kukutya okugqibeleleyo

9

kwendalo neziqhamo okuza nesisombululo kwimpilo yabantu. Eso sigqibo sakhe, samenza ikheswa kwabanye oogqira nemizi yemveliso zamayeza, ezobisi nenyama eMelika.

Kuvakala ukuba imali eninzi isetyenziselwa ukuphanda ngeendlela zokwenza amayeza endaweni yokuba isetyenziselwe ukuphanda ngonobangela wezifo. Ngoku imveliso zamayeza zithathe elinye unyawo. Zithengisa iipilisi zezondlo(supplements) ngenxa yokubona ukuba abantu ngoku bayayiqaphela into abayityayo yaye bayeva ngokubaluleka kokulawula indlela abatya ngayo. Ngelishwa, ezi pilisi(supplements) kuvakala ukuba azinalo uncedo olugqitha ukutya kwezityalo nemibalabala yazo. Ubukhazikhazi obohlukeneyo bemibala yemifino neziqhamo, bubo bodwa obufunwa ngumzimba womntu, ofuna impilo.

Le mibalabala isezityalweni, iqulathe izinto abathi ukuzibiza ziiAntioxidant, ezilwa neentsholongwane ezibangela umhlaza(Free Radicals) nezinye izifo.

Abantu abaninzi bathi, awukwazi ukukubaleka ukufa. Emva kokufunda le ncwadi, khawukhangele kwizizalwane nabahlobo bakho abangasekhoyo ukuba babesitya ntoni na, ngayiphi indlela na. Mna, mbhali wale ncwadi ndinengxaki yeCholesterol. Le ngxaki, ibangelwe yinto ebendithanda ukuyitya. Sisakhula sibancinci, ndandilayisha ukugula ngecephe ndisitya umphokoqo oshushu ogalelwe amafutha awayebizwa, ngelo xesha ukuba yiDripping. Ukuqala kwam ukusebenza umlungu, bendithanda ukuthenga ingqaka yobisi(Fresh cream) ndiyidibanise neBanana ndiyitye. Uncuthu mazangwa! Ndandizigwagwisa ngelithi, ngoku, ndiyasebenza lixesha lokuba nditye into endiyithandayo. Asiyiyo yonke into emandi enika impilo. Bendithanda inyama enamanqatha nokutya okunamafutha. Phakathi kwezinto ezinokundibulala, isifo sentliziyo ngenxa yomgangatho ophezulu weCholesterol, sesinye sazo.

Kuninzi ukugula okufumaneka ngokuhlolwa igazini nanjengoko nempilo ethwelwe ligazi ifumaneka. Kwezi zigulo zegazi ndingabalula ezimbalwa endikhe ndive ngazo ezi zezi zilandelayo:

Ukudaleka kwehlwili egazini(THROMBOSIS) elikunothumela(*artery*) okanye unobuyisa(*vein*).

Ihlwili libangela ukuba igazi lingabi nakubaleka. Zimbalwa izinto ezikhuthaza ukudaleka kwehlwili egazini ezi zezi:

- Ukuvaleka kwemithambo yegazi ebizwa ngokuba ngoonothumela(Arteriosclerosis)
- Ukutya okugcwele amafutha ezilwanyana netyuwa eninzi
- Ziityhefu(toxins) okanye ukungcola okusegazini
- Ukutshaya icuba
- Ukungaziqhelisi ukushukumisa umzimba

Ziziqhamo nemifuno ezincedayo ekubeni igazi lingabi namahlwili kuba zona azinawo amafutha angqumbanayo emithanjeni yegazi.

- Ikonofile(garlic).

Zithi izazi ivula imithambo yegazi oonothumela ezinye zithi yenza igazi lingajiyi koko libemanzi. Kuyo yonke loo nto kuyacaca ukuba iluncedo kwinto edibene negazi. Ikonofile yayisetyenziselwa ukuphilisa izifo okanye impawu ezininzi mandulo. Izazi zithi ikonofile isisibulala-ntsholongwane semvelo(antibiotic) seminyaka emininzi eyadlulayo. Yiyo lento amaSirayeli ayekhala ngokuba uMosisi uwasuse kwilizwe elinekonofile iYiphutha wazokubabeka entlango apho babengena kuyitya ukuze kunyangeke imikhuhlane neemfuxane njengoko babeqhele ukwenza eYiphutha.

- Ilamuni iyanceda kakhulu ekukhuthazeni uthunjana(intestine) ukuba atsale intsimbi kwiziqhamo nemifuno ngenxa yeevithamini C.
- Iorenji iqulathe uvithamini C omninzi ukugqitha ilamuni ikwaqulathe neephytochemicals ezivela endalweni enjengelanga nezinye
- Itswele yenye yezinto ezazikhalelwa ngaMasirayeli entlango ngesizathu esifana neso sekonofile. Itswele liqulathe zonke iintlobo zeevithamini noxa umlinganiselo wazo ungekho mninzi xa kuthelekiswa nezinye iintlobo zokutya
- Idiliya iluncedo kakhulu kuba nayo iqulathe iivithamini ngakumbi uB1, B2, B3. Idiliya iyakhuthazwa kakhulu kubantu abantliziyo zingaphilanga kakuhle ngenxa yezinto eziliqela eziqulathileyo eziluncedo.
- Ioli yomnquma(olive oil) iqulathe ivithamini A, B, noE nezimbiwa iphothaziyam, intsimbi nezinye.
- I oli ephuma entlanzini inamachiza abizwa ngokuba zii amino asidi eziluncedo egazini lomntu
- I soy sisityalo seembotyi ekwenziwa ngaso ubisi neeoli. Siluncedo naso egazini kwabaninzi abafana nam, ekungafunekanga betye ukutya okunamafutha.

,

Isifo sokuncitshelwa okanye ukuphelelwa ligazi(Anemia)

Ngentetho ephandle, xa kusithwa umntu uphelelwe okanye uncitshelwe ligazi, kuthethwa ngemeko yokuswela amalungwana(cells) abomvu egazini. Kwakhona ukutya kudlala indima enkulu ekudalekeni kwegazi ngenxa yezondlo(nutrients) ezisekutyeni ezifana nentsimbi, iiprotheni nezinye. Izinto ezityiwayo nezikhuthaza ukudaleka kwegazi zezi zilandelayo:

- Isoy ngumdumba okumila njengembotyi. Isetyenziswa kakhulu ngamaTshayina nabemi baseJapan ngenxa yokubaluleka kwayo ezimpilweni zabo. Amakhosikazi alo mmandla, awadli ngokukhathazwa sisifuthefuthe esibangelwa kukuphela kwexesha lokuhlamba(Menopause). Namadoda awakhathazwa sisifo somhlaza esifika xa indoda ineminyaka engamashumi amahlanu nangaphezulu(Prostrate cancer). Unobangela wokusinda kwabo kwezi ngxaki, kuthiwa kukutya kwabo kwemihla ngemihla, isoy. Isoy le ineprotheni eninzi ukwegqitha leyo isenyameni. Iqulathe izimbiwa ezinjenge phothaziyam(potassium). Le phothaziyam ibaluleke kakhulu kuba ilawula umgangatho wamanzi ofanelwe kukugcinwa ngumzimba. Ayinayo isodiyam(sodium). Isodiyam yona ikhuthaza ukugcineka kwamanzi emzimbeni nto leyo ebangela ukugula okufana neHayi-hayi nezinye.

- Izityalo eziyimidumba enje ngeembotyi(Legumes) ziqulathe iiprotheni ezininzi ngakumbi xa zityiwa nerayisi, mngqusho okanye umbona ne oats kuba ziyaphakelana ngoko zinako.
- Imifuno eluhlaza enje ngekhaphetshu ithwele amachiza alwa nesifo somhlaza nezinye kodwa uva abantu besithi ikhaphetshu kukutya kwezilambi
- Ilusini(alfalfa) iqulathe intsimbi(iron), ebaluleke kakhulu egazini ngokuthwala umongo-moya(oksijini).
- Ibhitruthi ebomvu ikhuthaza ukwenzeka kwegazi kuba nayo inentsimbi nezinye izimbiwa ezinje nge phothaziyam, khalsiyam nemagneziyam eziye zikhuthazwe kwabo baphethwe zinyawo(gout)kuba zingxenga iasidi eninzi ebizwa ngokuba yi yurik(uric acid)
- Iavokhado inentsimbi neprotheni eninzi xa ithelekiswa nezinye iziqhamo. Iivithamin eziqulathwe yi avokhado yi E, B6 ne asidi ebalulekileyo emzimbeni ekuthiwa yi amino. Kuthiwa intsimbi eseziqhameni okanye emifunweneni (nonheme iron), itsaleka nzima emathunjini kunaleyo isenyameni(heme iron) kodwa le iqulathwe yi avokhado, itsaleka lula kuba iavokhado inovithamin C. Loo nto yolatha ukuba, masiziqhelanise nokutya okuno vithamin C (orenji, lamuni, iipepile, ipopo xa sisitya)
- Pistachio eluhlobo uluthile lwenqoba

Ipistachio iqulathe izimbiwa eziyi phothaziyam, imagneziyam, fosforas nekhalsiyam kodwa esingamandla yintsimbi

- Iapilkosi inentsimbi novithamin A oncedisa ekulweni iintsholongwana zomhlaza(anticarcinogenic)
- Intsimbi ithwala omongo-moya. Yiyo lento ibalulekile kumalungwana onke omzimba

5. IMITHAMBO YEGAZI EMZIMBENI WOMNTU

Masicinge ngeengcambu zesityalo okanye imithi. Kukho ingcambu enkulu apho kukhula iingcambu ezincinci kunayo kude kuyokufikelela kwezincinci kakhulu ezide zibengathi zinwele. Nemithambo yegazi ke ikumila kunjalo. Le mithambo ixananaze umzimba wonke kuwo wonke amalungu omzimba kuba igazi kufuneka lifikelele kuyo yonke indawo njengoko besele ndichazile kumaphepha angaphambili. Kule mithambo egcwele wonke umzimba, kukho ethwele igazi elicocekileyo kuphinde kubekho nethwele igazi elimdaka. Elimdaka njani? Uyabuza. Bendithe kaloku kukho amajoni okulwa neentsholongwane apha egazini lakho. Athi ke amajoni asegazini akugqiba ukulwa neentsholongwana, azikhuphele ngaphandle ukuze ke zithwalwe yimithambo yegazi elingcolileyo ukuya emiphungeni, kudakade, esibindini namanye amalungu ukuya kucocwa nokugcwaliswa ngomongo-moya. Uninzi leetyhefu(toxins) ezivela kumalungwana libanjwa kwisibindi nodakade osebenza njengesihluzo. Naye udakade uzikhuphela ngaphandle komzimba ngendlela yakhe. Andizu kuya kwindlela enza ngayo, kodwa mandidlule kwinto ethi, ezi tyhefu, aziphumi zonke apha kudakade nesibindi, ziphindela emalungwaneni omzimba. Lempazamo ixhomekeke kwimpilo yamalungwana akho, mpilo leyo exhomekeke ekubeni uwaphethe njani wena amalungu namalungwana omzimba wakho.

Kwenye yezityhefu neentsholongwane ezibuyela emalungwini, ndingaphawula ugawulayo nentsholongwane yakhe. Keyona intsholongwane kagawulayo iluhlobo olulodwa kuba lumi ngeendlela ezahlukeneyo nelizitshintshayo yiyo lento kusenzima ukufumana ichiza okanye iyeza lokulwa nalo. Ingena njani intsholongwane kagawulayo emzimbeni wethu? Utsho. Njengeengcambu zesityalo ezitsala amanzi athwele ukutya emhlabeni, namalungwana akwizitho zangasese anemithambo emincinci yegazi elithatha oko kuvela kumalungwana, okuyincindi enentsholongwane yabo badibene ngekhuko luyise entliziyweni ukuba ithunyelwe emiphungeni nakwamanye amalungu omzimba ajongene nokucoca igazi. Ngelishwa, le ntsholongwane, iyingozi yaye isabhida izazi ngokuba, isimo sayo asigqibeki nanjengoko besele ndichazile ukuba iyatshintsha tshintsha. Kuthiwa masifake iidyasi ngenxa yezo zizathu. Yinja ebomvu le ntsholongwane nje ngomlilo, ayikhonkothi, uva ngezinyo ukuba ifikile yadlula. Siza kuchazelana ngezifo ezifana nesi ethubeni.

Ndingaphumanga emxholweni, ndifuna ukugxila kancinci kwisimo nezigulo ezifumaneka kwimithambo ebaleka igazi. Impilo entle yemithambo yegazi ixhomekeke koko sikutyayo. Izigulo zemithambo yegazi zezi:

Arteriosclerosis

Ibisele ichaziwe kumaphepha angentla ngexesha kuthethwa ngegazi

Stroke/ukufa icala

Le meko yenzeka ngethuba sukuba ubuchopho okanye elinye lamalungu omzimba, lingafumani gazi ngenxa yokuxaba kwehlwili emithanjeni okanye ukugqabhuka komthambo wegazi ekuthiwa ngunothumela. Iingxaki zeHayihayi ezibangelwa kukubaleka ngesantya esiphezulu kwegazi kwimithambo egulayo, ukutshaya icuba nesifo seswekile, zenyusa icici lokubethwa sisiStroke okanye ukufa icala. Iziqhamo, imifuno, ioli yomnquma(olive oil), ioli efumaneka entlanzini nento ebizwa ukuba yi selenium, ziluncedo ekunqandeni nasekudodobaliseni esi sifo.

IHayihayi(Hypertension)

Igazi kufuneka libaleke ngesantya esithile apha emithanjeni yegazi. Yiyo lento kufuneka sindwendwele koogqirha ukuya kuxilongelwa ezo meko roqo, ngakumbi xa sitshaya icuba. Imoto xa iqhutywa, inesantya ekufuneka ibaleke ngaso kwimimmandla ehlukeneyo. Eso santya sibhaliwe ukuze wonke umntu asibone. Isantya segazi lakho sibonwa ngoogqirha nabongikazi abaqeqeshelwe ukusebenzisa oomatshini baloo nto. Abantu abanehayihayi, mabatye ezi zinto zilandelayo ukuncedisana nezo bazifumene koogqirha

- Imifuno
  Ngelishwa, kwixesha esiphila kulo imifuno ijongelwa phantsi kude kuthiwe ngabanye xa bebona omnye umntu esitya imifuno, ulihlwempu kuba bengaboni nyama.
- Iziqhamo
  Kwixesha elikhoyo, uthi umntu ukuze athenge isiqhamo, ibe lelo xesha esukuba engena mali yaneleyo yokuthenga izinto zale mihla. Iziqhamo ziyathengeka ngemali encinci yaye zithwele into eninzi efunwa ngumzimba

  Makuyekwe ityuwa eninzi, inyama kuba inamafutha angqumbanayo emithanjeni, iziselo ezinxilisayo, ikofu namaqanda, ngabantu abaxelelwe ukuba isantya segazi labo lingaphezu komlinganiselo walo.

Kwenye yeengozi ethi ifunyanwe yimithambo yegazi lethu kukuqina, yome. Le meko yenza ukuba imithambo yethu ingabi nakunweba njenge lastiki xa sukuba igazi lize ngamandla. Loo nto ke yenza ukuba umthambo wegazi ugqabhuke okanye ukrazuke kuthwe umntu wophele ngaphakathi. Ndicinga ukuba ufuna ukwazi ukuba yintoni ebangela ukuba imithambo iqine, yome. Impendulo ayinyanga nanjengoko kusajongwa iinkalo zonke. Enye yezinto ezibangela esi sihelegu, zizinto esizityayo ezikhuliswe ngezivundiso zamachiza anobungozi okanye amayeza okubulala izinambuzane(Pesticides) ezitya oko kulinyiweyo. Yiyo lento ungafumana bekhalaza abantu ngokutya okuvela kwizityalo ezikhuliswe ngendlela ekuthiwa yi GMO(Genetically modified Organs) besithi ezi zityalo azikhulanga ngendlela yesiqhelo, nto leyo engenza ukuba nabo bazityayo, bangaphili ngendlela eqhelekileyo. Ezi zityalo zikhula zibe zikhulu okanye zande ngokunga qhelekanga, bathi ke

17

abantu, yiyo le nto sele sinezifo nokugula okungaqhelekanga. Kwiphepha-ndaba i The Star (Gauteng) yangomhla we 29 kuMatshi wonyaka ka 2012, ndifunde incwadi ebhalwe ngu J F Payne ekhalaza ngalo mbandela wezifo ezibangelwa kukutya kweGMO's. Enye yezinto ebezikhalazela kule ncwadi, kukuba abantu abakhuthaza ukusetyenziswa kwale ndlela yokulima, abezi ngaphambili nezalathiso ezibonisa ukuba akuzi nabungozi oku kutya kwezi zityalo.

Kwakhona ngomhla we 23 kuApril 2012, ndifunde incwadi, ku The Star, eyimpendulo kwezo zikhalazo zika J F Payne ebhalwe nguHans Lombard oyingcali nomcebisi kwabo basebenzisa le ndlela yokulima. Kwincwadi yakhe uHans Lombard udwelise izolathiso ezibonisa ukuba iiGMO's, azinabungozi ezizezi:

- Umbutho obizwa ngokuba yi The Royal Society of London, kwinxelo yawo yangonyaka ka 1998, uthe "Akukho sizatho esibangela ukuba kuthandabuzwe ukhuseleko lokutya kwe GMO, kungekho nanto ebonisa ukuba oku kutya kweGMO, kubangela inkcaso nenkcaphuko emzimbeni(Allergic reaction)." La maziko emfundo eenzululwazi izwe liphela ayavumelana nale ngxelo: Brazil, China, India, Mexico, The Third World Academy ne Melika.
- I European Commission eye yagalela imali yayo engange zigidi eziyi R640 kuphando olungamashumi asibhozo ananye lobunzululwazi ngobomi bezityalo kwisithuba seminyaka engaphezu kweshumi elinesihlanu liquka iinzululwazi ezingamakhulu amane, ifikelele kwisigqibo esithi "Izityalo ezikhuliswe ngolu hlobo, zingade zibe zezikhuselekileyo kunokutya kwesiqhelo."
- Iqela leenzululwazi zombutho obizwa ngokuba yi The European Food Safety Authority, lifumanise ukuba umbona weMonsato MON 810 GM wexesha lokulima ngonyaka ka 2010, awunabungozi kwimpilo zabantu okanye imvelo. Le ngxelo ibhengezwe yi EFSA ngo April ka 2012.

- EJamani kwisixeko iBerlin, kwingxelo yangoMay 2006 yombutho obizwa ngokuba yi The Union of German Academies of Science "Ukutya okuveliswe kwizityalo zeGMO akunabungozi egqitha leyo isekutyeni kwesiqhelo. Endaweni yaloo nto ukutya kweGMO kukhangeleka kukumgangatho ophezulu ekunikeni impilo"
- Kwingxelo yombutho obizwa ngokuba yi The Academy Of Science of South Africa yangomhla we 4 kuAugust 2010, ichaze into yokuba imibutho enjenge German Academies of Science and Humanities, Network of African Science Academies ne Uganda National Academy of Science encediswa yi International Academies Panel ngeemali, ziyixhasile into ethi le nkqubo ye GMO, ilungile empilweni.

Impikiswano malunga nokulunga nokungalungi kweGMO, kuyacaca ukuba iza kuthatha ixesha elide ngenxa yokuba ayiqali ngoku. Siza kutya efileyo kwezimbono zimbini!

Kule mihla, sine ndlela ecalula indlela ukutya okwenziwe okanye okukhuliswa ngayo, kukho oku kuthiwa kukhuliswe ngendlela esulungekileyo(Organic). Loo nto ithetha ukuba akukho nesuntsu lechiza elinobungozi elisetyenzisiweyo ekukhuliseni esi sityalo okanye imfuyo. Ikhona na nasemfuyweni le nto? Ewe, kaloku izilwanyana ezifuyiweyo ngabanye abafuyi zityiswa ifuri nemigubo eyenza ukuba zityebe ukuze zithengiseke. Loo nto ezityetyiswe ngayo, igqibela, ikwelakho igazi.

Siyasondela ekuphenduleni umbuzo wokuba, konakele phina kwimpilo yethu. Abantu bakudala bebengenalo uthotho lezifo esinazo kule mihla kuba bebelima bengagaleli zivundiso ezinamachiza anobungozi koko abanye bebethatha umgquba wempahla emfutshane bavundise ngawo. Bebetyala, bahlakule, bavune isivuno esingena bongozi bale mihla.

Oonothumela bayancitshelwa yimpilo entle ekuhambeni kwethuba lokuphila kwethu. Umbuzo ngowokuba, oonothumela badalelwe ukuncitshelwa yimpilo na. Impendulo ithi, hayi, koko sithi ababangela loo nto. Aba nothumela bayaqina bome nomhlaba wokubaleka igazi uyancipha ngenxa yetela engqumbe eludongeni labo. Oko sikutyayo ngoyena nobangela weengxaki zikanothumela.

Enye into ebangela ukoma nokuqina kwemithambo yegazi, ngamachiza ekuthiwa aqulathwe zezinye iipilisi namayeza esiwaselayo(Side Effects). Mandikhawuleze ndithi, eMelika kuvakala ukuba abantu, batsalela imizi yemveliso zamayeza kwiinkundla zamatyala kuba besithi batyhefwe ngamayeza okanye iipilisi abazisebenzisileyo, ezenziwe yiloo mizi mveliso.

Kwiminyaka esele ndiyiphilile, kukho intetho endikhe ndiyive apha kooGqirha, ethi, ukuba ezi pilisi ndikunika zona azisebenzanga, ndiza kukuzama ngezinye. Ndicinga ukuba loo nto yenziwa kukohluka kwegazi lethu okanye ukungaqiniseki ngeyona nto isebenzayo emntwini okanye izizathu ezaziwa ngooqgira. Amashishini aphuhlisa amayeza asafunisela nawo. Eminye imixube yamayeza, uva kusithiwa iyekiwe ukuphuhliswa. Kukho namanye amayeza ekuthiwa asusiwe ezivenkileni ngenxa yomonakalo awenzayo ezimpilweni zabantu. Maninzi amayeza aphilise abantu bakuthi kwizigulo zabo kodwa, mangaphi, azise ungxwelerheko? Akukho mntu waziyo, nguThixo yedwa. Zeziphi iimveliso ezifumileyo ngokufa nokungxwelerheka kwabantu? Yimali okanye yimpilo yabantu, ekhuthaza imizi yemveliso?. Le yimibuzo neempendulo endidibana nazo, masixoxe mawethu. Babesenza njani abantu bakudala. Bambi bathi, ubomi babantu bude ngoku kunobo babuphilwa ngabantu bakudala kuba kule mihla sinezibhedlele neekliniki. Masixoxe.

Ndikhe ndive abantu bekhuza, bebambe ongezantsi, ngomntu othe wathatha ubomi bakhe ngokuzibulala, besithi, wenze into embi. Ndiyavumelana nabo ndiphinde ndivumelana nabanye abathi, awukho umahluko kumntu ozibulala kamsinyane(Suicide) kunalowo uthatha ixesha elide lokuzibulala kuba yonke loo nto kukuzibulala qha ke. Umbuzo emasizibuze wona, ngowokuba: Ndizibulala kamsinyane na okanye ndithatha ixesha elide? Kutheni lento kugqitha iminyaka ungazange uyokuvela kugqirha ukuba ajonge ukuba yonke into isahamba ngendlela na? Kutheni sivumela ukugula phambi kokuba senze into elungileyo ngempilo zethu? Kutheni singena kuchitha iimali ezininzi ezimpilweni zethu kunaleyo siyichitha kwizinto ezibulala ubomi bethu?

Mandenze umzekelo, abantu abaninzi abangamadoda, bathi ukuze bakhuthalele impilo yawo, ibe kuxa kubonakala ukuba akushukumi nto, apha ezantsi kwesinqe.

Intshukumo kumhlaba ongezantsi, ixhomekeke kwizinto ezininzi!(INJA WANI INJA OH!)

Unobalisa uthi amalungu omzimba akhe aphikisana ngokuba leliphi na ilungu apha emzimbeni elibalulekileyo. Aza avumelana wonke ngokuba, umva lo, awubalulekanga. Unobangela wesi sigqibo kukuba umva lo uphuma ithafa elinukayo. Ngokucaphuka, umva waqutha umlomo wawo. Loo ngqumbo yenze ukuba kungabikho nto emdaka ephumela ngaphandle komzimba egqitha apha emva. Kuqale ubuchopho baminxana, badinwa kukukhalazelwa ngamalungu onke omzimba ngokunga lawuli kwabo umva. Ubuchopho bucele uxolo emveni ngesigqibo esinga lunganga sokuwenyelisa. Ngenxa yoxolo eliceliweyo bubuchopho, wancuma umva, wade wahleka. Emva kwentsini yomva, kwaphuma konke ukungcola ebekubanjwe yingqumbo. Kuhlaziyeke wonke amalungu omzimba, emva kwentsini (Inja Wan Inja Ol!).

6. UBUCHOPHO(Ingqondo) BULAWULA AMALUNGU OMZIMBA

Kwimbalana engentla, kuphawuleka indlela ubuchopho okanye ingqondo ebaluleke ngayo. Wonke amalungu omzimba, akhalaze ebuchotsheni wakuba umva uyeke umsebenzi wawo. Kuyacaca ke ukuba ukuze amalungu amaninzi omzimba asebenze, kufuneka eyalelwe yingqondo. Akhona phofu amalungu angayalelwayo yingqondo afana nentliziyo.

Ukuze busebenze kakuhle ubuchopho, kufuneka umongo-moya(Oxygen) neglukhozi(Glucose). Nezinye izondlo ziyafuneka ukukhuthaza ukucinga, ukuzilawula nokukhumbula. Loo nto ithetha ukuba zikhona izinto ezityiwayo ezingabulungelanga ubuchopho. Uxanduva lokufumana ezozinto zilungele ubuchopho likumntu ngamnye. Ngelishwa, abantwana abancinci abakwazi ukuzifumanela olu lwazi. Baxhomekeke kubantu abadala. Abantwana abancinci abayazi into yokuba ukukhula kakuhle kweengqondo zabo, kuxhomekeke ekubeni bafumane uhlobo oluthile lamafutha olubizwa ngokuba yi Linolenic acid oluqulathwe ziinqoba(Nuts). Enye into abangayaziyo abantwana, kukuba ukutya iswekile eninzi, izongezeleli(Additives) ezifana nezo kujikwa ngazo imibala yezinto ezityiwayo, kuyayichaphazela into yokukhula nokusebenza kobuchopho bomntwana. Abantwana bethu bakhula ngeelekese namaqhashu ombona amibalabala. Abazali esingabo, sikhethe ukutyeshela ukutyisa abantwana ukutya okunempilo sakhetha ezo zinto zikukufa. Izazi zale mihla zithi abantwana abangqondo ziqiqayo, ezizikileyo nezingagungqiyo(High Intelligence Quotient), ngabo bangatyanga iswekile eninzi, ekukhuleni kwabo. Ngelishwa, abantwana bethu bakhula besitya iilekese kuba sinengcinga ethi, yinto yabantwana. Omnye unobangela kukunqaba kweziqhamo(Fruits) ebesino kuzityisa abantwana bethu endaweni yeelekese. MaAfrika masityale imithi yeziqhamo ezindaweni esiphila kuzo. Imbewu yeepesika nezinye iziqhamo iphelela enkunkumeni endaweni yokondla imizimba yabantwana bethu. Amagoduka, mawathwale imbewu yezi ziqhamo zisezidolophini ayokuzityala emaphandleni. Asikho isizathu sokuba umzi nomzi, ungabi nemithi yeziqhamo zasehlotyeni nezasebusika. Ukungabikho kwale mithi yeziqhamo, kwasenza thina ngexesha lokukhula kwethu, saba ngamasela eswekile. Isono sethu, sokuqala.

Umntu wonke ukumila kabini, ungumntwana xa emamela ukululekwa, kuba esithi lowo umlulekayo, unamava. Umntu ukwangumzali xa efaka engqondweni yomntana, loo nto iluncedo. Ndikhe ndibone abantwana bedlala ubumama nobutata. Loo nto ndicinga ukuba yomeleza le mbono yobume bomntu. Umntu uyakwazi ukuba ngumntwana aphinde abemdala. Ngenye imini, umntwana wakho, uza kukubuza ukuba kutheni ungazange umxelele ngento ayifunde kule ncwadi. Ukubangaba sele umxelele ngezi zinto, uza kuthi, kutheni ndingazange ndimamele xa umzali wayendilumkisa ngezi zinto. Mandithethe ngezifo zengqondo ezimbalwa ezizezi zilandelayo:

- **Isicinezelo(Stress)**

  Isicinezelo sibakho emntwini xa isehlo empilweni okanye ebomini bakhe, singaphezu kokuba yena ekwazi ukujongana naso. Isehlo eso sisenokuba ngokwengcinga yomntu okanye esibonwa ngamehlo. Abanye abantu bayasifumana isicinezelo ngokufumana umsebenzi omtsha bambi basifumane ngokuphelelwa ngumsebenzi. Izicinezelo nokuba ziza nobuhle okanye ububi, zisoloko zinesiphumo esinye emzimbeni. Noxa wonke amalungu omzimba echaphazeleka kodwa elona lungu lifumana ingcinezelo enkulu yintliziyo namalungu anxulumene nayo kuba kufuneka esebenze kakhulu ngexesha lesicinezelo.
  Ukugonyeka(Immune system) ezifeni nako kuyachaphazeleka kuba kuyehla ngexesha lesicinezelo.

Olunye uhlobo lokutya luyawunceda umzimba
ukuba umelane nesicinezelo logama olunye uhlobo
luyibhebhethekisa indima yesicinezelo.

Oats

Ioats iqulathe iprotheni kwakunye nekhabhohayidrethi.
Ikwanayo ivithamin B1 nezimbiwa ezifana nefosforasi
nentsimbi. Zikhona nee asidi ezibizwa ngokuba ziiAmino
ezibalulekileyo emntwini. Ioats iyakhuthazwa kubantu
abanophakuzo, abadangeleyo, abaphelelwa bubuthongo
nabo banesicinezelo.

Pine nuts

Ezi nqoba zichumile ngamafutha angangqumbaniyo
ayi asidi (polyunsaturated fatty acids) anovithamin
B1 nentsimbi. Uvithamin B wonke uyanceda kwisimo
sengqondo ngelixa intsimbi inceda ekuthwalweni
kweoksijini ukuya kumalungu omzimba. Nazo ezi nqoba
ziyakhuthazwa kwabo banesicinezelo noxinzelelo.
Zikhuthazwa nakubafundi.

Lettuce

Iyayingcwenga imithambo yengqondo. Ineqela
leevithamin B kwanovithamin C no A. Nayo ilettuce
iyabanceda abanesicinezelo nokuphakuzela.

Almond

iAlmonds ziqulathe iiprotheni ezininzi neeAmino
asidi. Ikwanayo nelinoleic asidi. Nezimbiwa ezinjenge
fosforas, khalsiyam, magneziyam, pothaziyam nentsimbi.
Ziluncedo kubantu abanesicinezelo nezinye izifo
zengqondo ezifana nokudangala noxinzelelo. Nayiphina
ke into elungileyo, mayingabaxwa. Endaweni yaloo nto,
makutyiwe iintlobo ezininzi zokutya ngezavengana.

- **Intloko ebuhlungu**
  Intloko ebuhlungu liphawo londonakele kwelinye
  lamalungu omzimba. Loo nto ichaza ukuba ayinyanga

into ebangela intloko ebuhlungu. Ukunyanga intloko ebuhlungu, kukunyanga loo nto, iyibangeleyo. Abanye abantu baba nentloko ebuhlungu ngenxa yeempumlo ezixineneyo(sinusitis). Ingulo yamehlo kwabanye ibangela intloko. Amazinyo abolileyo anobomvu nawo ayayibanga intloko. Ukuqhinwa kwesisu notyutyuzo, ukungacoleki kokutya esiswini, ukugula ngezintso, ihayihayi kuyayibanga intloko. Akukho kutya okwazekayo okuphelisa intloko ebuhlungu kodwa okunye ukutya kunako ukuyibanga. Bambi abantu abakhathazwa yintloko ebuhlungu, bakhuthazwa ukuba khe bayeke ukutya isonka kuba kusithiwa siqulathe into ebizwa ukuba yiGluten. Le gluten ihamba iranelwe zizazi. Kufuneka kuyekwe ukusetyenziswa kweswekile eninzi. Utywala nezliselo ezinika amandla zingayibanga intloko. Izongezeleli(additives) nazo zinokubangela intloko. Izinto ezenziwe ngobisi ezifana noo ice cream, tshokolethi nezinye ziyayibanga intloko kwabanye abantu.

- **Isifo sokuwa**

Umbuzo wokuqala ofika emntwini kukuba esi sifo sibangwa yintoni. Akwaziwa ukuba yintoni ebangela ukukhula kwezinto ezingaqhelekanga engqondweni, ezibangela esi sifo. Maxa wambi umntu uyonzakala entloko aze abe noku kugula. Zithi izazi, zonke iintlobo zesifo sokuwa, maziphandwe.

Kuthiwa malunga nesiqingatha sabantu abaphethwe sesi sifo, siba nempawu ezikhethekileyo kumntu ngamnye. Umzekelo, wumbi uba neentlungu endaweni ethile yelungu lomzimba, ukunyumbazeka okanye ukudlikidleka. Omnye umntu unukelwa yinto angayaziyo ngelixa omnye abanemibono enganxulumananga nezinto ezimngqongileyo ngelo xesha. Bambi abantu bafikelwa luloyiko. Zithi zakubafikela ezi mpawu abantu abanesi sifo sokuwa, bawe bangabikho sezingqondweni.

25

Izihlunu zomzimba ziba nenkantsi umzimba udlikidleke. Abanye abantu bade bazithume. Ngenxa yokudlikidleka nenkantsi ezihlunwini, bambi abantu babase sichengeni sokuziluma ulwimi. Ubungozi besi sifo kukuzenzakalisa kwabantu abanaso ngokuwela kwindawo enomlilo okanye enamanzi.

Ukutya okuthwele uvithamin B kubalulekile kumntu onesi sifo. Nezimbiwa ezifana nemagneziyam nemanganizi zibalulekile zaye ziyafumaneka ekutyeni okuthile. Inqoba yaseMelika ebizwa ngokuba yi cashew ithwele uvithamin B1, B2 kunye nesimbiwa imagneziyam. Imagneziyam incedisa imithambo yengqondo ehambisa imiyalelo. Yakungabikho imagneziyam engqondweni yomntu, kubonakala iimpawu zomsindo nezeenkantsi.

- **Izifo zengqondo ezoyanyiswa nabantu abadala**
  Abantu abadala bayalibala, babhideke iingqondo, balahlekelwe nangumkhondo(Alzheimer's). Izazi zokutya, zithi oku kugula, makungoyanyiswa nengugo endaweni yoko, makoyanyiswe nendlela esitya ngayo. Kuvakala ukuba oku kugula kubangelwa luhlobo oluthile leprotheni elibizwa ukuba yiBeta-amyloid, ethi iqokeleleke kwiindawo ezithile apha ebuchotsheni, oku kwentshela. Kuvakala ukuba inkoliso yabantu abanoku kugula, boyanywa nazizigulo ezifana nentliziyo, ihayi-hayi(high blood pressure), uhlobo lesibini lexamba(Type 2 Diabetes) nomgangatho owonyukileyo weCholesterol. Zonke ke ezi zigulo zikhankanyiweyo ngentla zoyanyaniswa nokutya kweprotheni okuvela ezilwanyaneni. Izazi ziyavumelana ngelithi, ukutya okuvela ezilwanyaneni, akunazo izilwa-konakala(Antioxidants), ezilwa namatshabanqa ayabulayo(Free radicals). Ukutya okuvela ezityalweni kona kodwa, xa kutyiwa kukwisimo semvelo(Whole Foods) kuqulathe izilwa-konakala.

Umama wam, endimthandayo, uMandungwane osele engaphesheya, wayegula yiAlzheimer's nentliziyo. Ukulibala ngengqondo kwakhe, kuqapheleke kakuhle, emva kokushiywa kwakhe ngutata nomninawe wam, ngokufa, belandelana kwisithuba senyanga enye. Kuqale umninawe kwalandela ixhego, uRadebe omkhulu. Incwadi le ndiyibhala nangenxa yokuba bobathathu aba bantu, batshaba ngokugula. Zontathu ezi zigulo, ngezazinqandekile ukuba sonke, besinolwazi lezinto ezidla iimpilo zethu. Utata wayenesifo seswekile nesantya esiphezulu sokubaleka kwegazi(High blood pressure). Umninawa wam, wayenesifo somhlaza wegazi(leukemia). Umninawa waya esibhedlele ezihambela ngenyawo zakhe kodwa wabuya sele engqengqe ngomqolo. Into eyayimsa esibhedlele umninawa, ayizontlungu koko ngamabala amnyama ezingalweni. La mabala ngokutsho kwakhe, avela emva kokubetheka emgubasini womnyango nasetafileni awayesebenzela kuyo emsebenzini.

Wathi akufika kugqirha, wamtsala igazi emva kokumpopola engaboni nto. Igazi elo laveza into yokuba unee Packed Cells ezehle kakhulu. Kuthiwa umntu ophilileyo, unenani elithile lezi Packed Cells. Xa esibalisela, engeka bhubhi, weva ugqirha wakhe ethetha, emnxebeni nomnye kwelinye icala eqinisekisa esithi,"Nanku umnini welo gazi apha phambi kwam, uyaphila."Ugqirha wakhe wasibiza ngabanye thina zihlobo zakhe ekhangela lowo unomongo ofana nowomninawe ngenjongo yokumfakela loomongo ukuze ancedakale, akwanceda nganto. Xa sasimana ukuyombona esibhedlele, engenantlungu, encokola. Wasishiya namazwi athi, "Mahlubi! Nakuqaphela izinto eningaziqondiyo emizimbeni yenu, yiyani koogqirha msinyane ningafani nam." Ndiyamkhumbula!

Eyona ndawo endifuna ukuthetha ngayo yeyokuba bobathathu aba bantu, ndicinga ukuba babulawa

LICEPHE. Ekhaya besisitya inyama yonke imihla yeveki. Umama, uNdungwane ebekuthanda ukutya okumandi nokunamafutha. Utata wam, iHlubi, ebenegama esimqhula ngalo, elinguSonka. Ebesithanda isonka sombhako ade asikhume maxa wambi. Latshaba iHlubi, ilanga lihlabe umhlaba ngentsimbi yeshumi elinesibini laza lavalwa amehlo nguNommiselo inkosikazi yam.

Ngenxa yengulo yeAlzheimer's kamama, nangenxa yokuba sisebenza sonke thina bantwana bakhe, sanyanzeleka ukuba simcele umza wethu ukuba atyelele naye ukuya eMdantsane okwexeshana ukuze abenomntu omkhangeleyo ngamaxesha onke. Phambi kokuba ahambe, samsa koogqirha ukuba afumane amayeza eziqulo zakhe. Naye uNduks, sasisitsho xa simteketisa, wabuya elele ngomhlana eMdantsane. Isigulo seAlzheimer's sisigulo esibuhlungu kumniniso nakwabo bamngqongileyo. Ngenye imini, ndandiye kumbona uNduks ekhaya, emva kweeveki ezimbini. Ndandisazi ukuba unesifo sokulibala kodwa, andizange ndiyilindele into yokuba ndiza kuthi xa ndimbuza ukuba ndingubani mna, athi "Ungunyana kaMamfene." Ndalila ngenxa yokulahlwa ngumzali wam.

7. AMEHLO OKUKHANGELA INDLELA NENGOZI

Iliso lelinye lamalungu amahlanu omzimba esiqhagamishelana nehlabathi ngalo. Amanye amalungu yindlebe, impumlo, ufele lomzimba, umlomo. Zonke izihlunu ezisemehlweni zenzelwe ukwenza imisebenzi emithathu eyile ilandelayo:

- Ukuphononga okanye ukukhangela loo nto iphambi komntu
- Ukuvala nokuvula ikhozo leliso.
- Ukunciphisa nokolula isilanga (lens)seliso ngokunyanzelwa lilitha laloo nto ijongiweyo.

Ukwenza wonke lo msebenzi, iliso lifuna umongomoya omncinci kunye neevithamin ezifumaneka ekutyeni ezifana novithamin A. Uvithamin A uluncedo kakhulu kumbandela welitha nakumalungwana awenza iliso libemanzi. Uvithamin C ofumaneka kakhulu kwiorenji nephopho. Uvithamin E ufumaneka kwi apilkosi. Ukuswelakala kwezi vithamin, kubangela ukuba amehlo abe nenkungu okanye umle(cataract) ade atywineke. Kukho nento ebizwa ngokuba yi carotenoid efumaneka kumnqathe neluncedo elisweni. Ispinashi naso kuvakala ukuba sinendima yaso kuba naso siqulathe uvithamin A no C kwakunye nezimbiwa ezifana nemagneziyam nentsimbi. imifuno eluhlaza iqulathe isimbiwa esibizwa ngokuba yiselenium esibaluleke kakhulu kwimpilo jikelele yomntu. Ngelishwa, esi simbiwa siyaswelakala kwimihlaba ekulinywa kuyo ngenxa yezivundiso zale mihla. Sifumaneka kakhulu kwiintlanzi ezifana noosalmon, cod, sardines netyhuna. Mandikhumbuze ukuba kumaphepha angentla silumkise ngokutyiwa kwenyama yezilwanyana. Ithi loo nto masingayibaxi ukuyitya inyama ebomvu. Kuvakala ukuba izinki(zinc) nayo inoncedo elisweni. Masikhangele ukutya okuthwele ezi zinto zifunwa ngamalungu ethu, kumacwecwe alandelayo. Izazi zithi uninzi labantu abanomle emehlweni lufunyanwa linentswelo yeselenium.

8. IINDLEBE ZOKUMAMELA IMITHETHO NEZANDI

Kweminye yemisebenzi yendlebe kukunqakula izandi ize iyithumele ebuchotsheni apho imiyalelo ebheka emalungwini omzimba ivela khona. Yakugquma ingonyama, eso sandi senza ubuchopho buthumele umyalelo emilenzeni yomntu ukuba abaleke. Kuyingozi ke ukungeva ngenxa yeso sizathu. Indlebe isiqhagamishela nehlabathi ngokuva iindaba. Omnye umsebenzi wendlebe kukwenza umntu eme nkqo okanye ahambe engagxadazeli. Akho amaxesha okuba umntu azifumane egxadazela engaselanga siselo esinxilisayo koko ebangelwa lilungwana elingaphakathi endlebeni elisuke lachatshazelwa yintsholongwane ethile. Namanye amachiza asemayezeni ayayenza loo nto. Yiyo lento sicetyiswa ngokuba singafaki nto ezindlebeni zethu ingezizo ezo zivela koogqirha.

Ukugxininisa esi silumkiso omnye ugqirha ucebise umguli wakhe ngokuba xa efuna ukonwaya indlebe erawuzelayo, makafake ingqiniba. Ndicinga ukuba uyabuqaphela ubunzima bokufaka ingqiniba endlebeni. Indlebe inencidi emadongeni ayo angaphakathi. Lencindi yenzelwe ukunqanda nokubamba izinambuzane nothuli ukuba zingangeni ngaphakathi endlebeni. Njengomntu okhulele ezilalini, maninzi amaxesha ebendingenwa zintakumba endlebeni. Thina sikhula silala emakhukweni, uvuke ikhuko libhalwe apha ebusweni ngenxa yokuqamela ngengqindi. Neentakumba ke bezisenza into eziyithandayo apha kuthi. Ibibangathi kuxhumaxhuma ibhokhwe endlebeni yam xa ingenwe yintakumba. Ndibulela le ncidi eyanqanda ezo ntakumba ekwenzakaliseni iindlebe zam. Xa umntu egxadazela engaselanga kufuneka ebone ugqirha ngokukhawuleza. Akho namaxesha okuba umntu eve kukhala iintsimbi ezindlebeni. Lengxolo yeentsimbi, ayibonakali ngamehlo enyama imvelaphi yayo. Oku kugula kubizwa ngokuba yi Tinnitus. Nayo ibangelwa ziintsholongwane, bubuninzi bencidi yendlebe nezinye izinto ezifana nooHayihayi namaxamba. Loo nto ithetha ukuba ayinyanga into ebangela ingxolo endlebeni. Yiyo lento kufuneka udibene nogqira ukuze abone unobangela wale ngxolo uyivayo.

9. INTLIZIYO INDALA KUMNINIYO

Amalungu amaninzi emzimbeni, afumana ukuphumla ngamaxesha athile kodwa elona lungu endicinga ukuba liphumla kancinci kunawo wonke, yintliziyo. Ide ibethe kakhulu umntu eleqwa ngabantu ephupheni, elele. Kuphi ke ukuphumla kwimeko enjalo?.

Iimpompo ezenziwe ngesandla somntu, ziqhutywa ngumlilo okanye amandla avela embaneni okanye emafutheni athile. Le yona impompo, eyintliziyo, ayiphezi ukundimangalisa, phofu ayenzwanga ngasandla samntu. Anditsho ukuba yiya ebhayibhileni kodwa ndicinga ukuba maninzi amaxesha ekuthethwa ngentliziyo ngawo. Nokuba ayingqalamananga nale ndiza kuthetha ngayo ngoku. Yakuma intliziyo buphelile ubomi, siyayazi sonke loo nto. Impompa igazi le ntliziyo umntu esese sibelekweni sikanina kude kufike imini yokufa. Intliziyo iwufumana phi umbane okanye amandla okusebenza nzima kangaka? Ndiva kusithiwa impompa amaxesha angamashumi asixhenxe anambini ngomzuzu. Khawucinge ukuba ngamaxesha amangaphi ibetha ubomi bomntu bonke. Njengomatshini osebenza nzima, simelwe kukuyihoya impilo yeentliziyo zethu. Indala intliziyo yakho kunawe ngeenyanga eziliqela, yihloniphe ke!

Inamagumbi amane intliziyo, andizu kuya kwimisebenzi yawo kodwa ndifuna nje ukuthi kukho amagumbi amabini ngasekhohlo namabini ngasekunene. Ahlulelene ngomsebenzi lamacala. Limbi limpompa igazi elingcolileyo ngelixesha elinye limpompa igazi elicocekileyo. Andizange ndiyibone impompo esebenza ngolu hlobo. Iimpompo zonke endizibonayo nendiva ngazo, azikwazi ukusebenza njenga le impompo. Zonke iimpompo, zisusa amanzi okanye nokuba yintoni na leyo impontshwayo, kwelinye icala ziyise kwelinye. Akwenzeki ukuba impompo yohlulahlule oko ikumpompayo. Ucingile uThixo. Intliziyo igula ngendlela ezininzi endingabalula kuzo:

Ukutshintsha kwesingqi ebetha ngaso intliziyo yomntu(Arrhythmia)

Xa le nguquko yesingqi, ingamandla, lo nto ingakhokelela kwimeko ekuthiwa kukuphelelwa kwentliziyo(heart failure). Unobangela wesi sigulo mninzi maxesha wambi akwaziwa. Zikho izinto ezikukhuthazayo oku kugula. Ezinye Izondlo(nutrients) ezisekutyeni ziyanceda ezinye ziyasikuthaza esi sifo. Mhlawumbi, ngokwecebo labanye abantu, isisombululo siyakuba ekubeni umntu atye ngokwehlobo legazi lakhe(blood group). Ndiza kulazi njani uhlobo legazi lam? Utsho, ndiyakuva. Kuvakala ukuba umbutho oqokelela igazi, uyanceda ngokukhangela uhlobo legazi lomntu. Iityhefu ezifumaneka ecubeni, etywaleni, nasekofini nazo ziyakubanga oku kugula. Uncedo lufumaneka ekutyeni iziqhamo nemifuno efana neebhanana, iidiliya. Ezi zinto zikhankanyiweyo ziqulathe ngokwahlukana kwazo, iphothasiyam (potassium) ikhalsiyam (calsium), Magniziyam(magnesium),.

Ukucutheka kodonga lemithambo(coronary arteries) ezisa igazi kwizihlunu zentliziyo(Angina pectoris)

Izihlunu zentliziyo nazo ziyondliwa ukuze zibenamandla okushukumisa intliziyo xa impompa igazi ukuya kuwo wonke amalungu omzimba. Ukutya kwezi zihlunu kuza ngale mithambo. Oku kugula kuqapheleka ngeentlungu ezingamandla nezidodobalisayo, ezingasekhohlo esifubeni. Ezimpawu zibonakala emva kokushukumisa umzimba, emva kokukhathazeka yimeko ethile okanye iimeko ezingalawulekiyo eziyinkathazo emntwini(Stress). Ukutya imifuno neziqhamo kuyanceda, kuyekwe inyama. Ndithe xa bendifunda ngegazi elahlukileyo labantu, ndafumanisa ukuba nezilwanyana ziyohlukana ngokwehlobo legazi. Xa ndizicingela nje ndindedwa, kufika into ethi, inyama esiyityayo kungenzeka ukuba ayivani nohlobo legazi lomtyi wayo. Kwezi nkomo, gusha, iinkukhu neebhokhwe sizityayo, yeyiphi elungele wena? Icuba yenye yezinto ezikhuthaza ukubhebhetheka kwesi sifo. Yitya ezi zinto zilandelayo:

IDILIYA

Iiswekile ezibizwa ngokuba yi fructose ekwazi ukuthumeleka ngqo egazini ingaxovulekanga ndawo nengafuni longezelelo le insulin, iyafumaneka kunye neglucose emdiliyeni. Iivithamini B1, B2, B3 no B6 zikhona nazo. Izimbiwa ezinjengo phothaziyam nentsimbi ziyafumaneka. Idiliya ayinazo iingxaki zabucala ezingenelelayo(side effects) yiyo lento ikhuthazwayo kubantu abantliziyo zibuthathaka.

WALNUT

Iwalnut inemafutha angangqumbaniyo egazini okanye emithanjeni yegazi. Loo nto, yenza kungabilula ukuhlaselwa yinto ebizwa ukuba yikholesterol(cholesterol) nezinye. Inayo iprotheni ukwegqitha ezo zisemandongomaneni. Iivithamin B ezingentla ziyafumaneka zaye ziluncedo ekujikweni kweswekile ibe ngamandla afunwa ngumzimba. Izimbiwa ezifunwa ngumzimba nazo ziyafumaneka ezifana noo fosforas, phothaziyam, intsimbi, magneziyam ne khalsiyam.

ITSWELE

Itswele linqanda ukwenzeka kwamahlwili egazini. Liphucula ubumanzi nokubaleka kwalo koonothumela. Itswele liquka zonke iivithamini ngaphandle kovithamin B12. Ngelishwa umlinganiselo wazo ezi vithamin, mncinci.

ITAPILE

Ngenxa yokuba itapile ingena mafutha nesodiyam eninzi, ikulungele ukujongana neengxaki zentliziyo nangakumbi kuba inephothaziyam eninzi, elwa nobuninzi ngokugqithisileyo kwamanzi emzimbeni. Itapile ineprotheni nekhabhohayidrethi. Itapile inazo neevithamini ezinje nge C kodwa iyatsha iphele ngumlilo ngakumbi xa igcadwa. Iivithamin B1 no B6 nazo zikhona

33

IPESIKA

Ukwenziwa kwepesika kulungele kanye intliziyo ephilileyo. Uvithamin A, C no E zivithamin ezibalulekileyo apha emzimbeni kuba zinqanda ukutshintsha kwezondlo namalungwana ngokungafanelekanga(oxidation). Mandenze umzekelo ukuze ucacelwe. I apile nezinye izinto ziyatshintsha ibala lazo xa zidibene nomoya(oksijini). Nalapha emzimbeni ikhona ioksijini ethwelwe yintsimbi egazini, ethi xa kungekho vithamin A, C no E, intshintshe izinto ezingafanelanga kutshintsha. Uvithamin B1, B2 no B6 naye uyafumaneka.

UMENGO

Umengo uqulathe uvithamin A omninzi oluncedo ekugcineni ubutyibilizi bamadonga (mucosae) bamalungu omzimba angaphakathi. Uvithamin C no E nabo baninzi kumengo kanti novithamin B1, B2, no B6 bakhona.

SELENIUM

ISelenium iyafumaneka kumandongomane abizwa ngokuba ziiBrazil nuts ezithengiswa phantse zonke iiSuper market.

Yahlukana namafutha afumaneka enyameni yezilwanyana, angqumbanayo emithanjeni yakho. Ziyeke izinto ezithwele isodiyam(sodium) eninzi ezinje ngetyiwa.

Kuthiwa zizazi zokutya, intliziyo iphila kakuhle ngokutya ukutya okulungileyo okungenawo amafutha amaninzi enyama yezilwanyana, ukuzivocavoca nokusebenzisa umzimba ngumntu osesempilweni. Shukuma vila ndini! Uncede intliziyo yakho usenalo ithuba lokwenza oko. Mpawu ziphi ezibonisa ukugula kwentliziyo? Ukuphefumla nzima yenye yeempawu zokugula kwentliziyo okanye imiphunga. Oku kuphefumla nzima, kubakho ixesha elininzi, ebusuku ngexesha sukuba umntu engqengqile. Xa usukuba usiva ukuba lowo ulele ecaleni kwakho, uphefumla nzima, mvuse ahlale ngempundu

okanye nyusa umgangatho womqamelo. Iyanceda loo
nto. Enye yezinto ezinceda umntu ohlaselwe koku kugula,
kukuziphumza, kuba ngoku ukubaleka kwegazi entliziyweni
okanye emiphungeni, kunoxinezelwano. Musa ukwenza into
eza kwenza ukuba igazi ligxalathelane entliziyweni egulayo,
phumla ngoku. Icayenne pepper incede abantu abaninzi
kodwa xa une hayihayi, ungayisebenzisi. Igutyula amafutha
atshele edongeni lemithambo yegazi(arteries). Imithambo
yegazi kuhamba exesheni ithande ukoma(harden). Kwakhona
ibangwa koko sikutyayo okanye indlela esitya ngayo. Umzekelo,
xa sukuba umntu esitya iprotheni(Inyama, intlanzi nezinye
ezivela ezilwanyaneni) edibanisa nekhabhohayidrethi(Irayisi,
papa, mngqusho, pasta nezinye), ubangela ukuba kubekho
incindi yeAsidi eninzi esiswini ngenxa yentlanganisela yezi zinto
zikhankanyiweyo ngentla. Loo Asidi ininzi igqibela isegazini
idale ukoma nezinye izigulo kwimithambo ezifana neentlungu
ezivakala ekudibaneni kwamathambo(athritise) endiza
kuthetha ngazo. Enye into ethethwa zizazi kukuba iAsidi eninzi
ebangelwa kukutya inyama kufuneka ingxengwe ngekhalsiyam.
Le khalsiyam efunwa ngokungxama, itsaleka emathanjeni. Loo
nto ibangela ukugula kwamathambo. Xa sukuba sisitya ukutya
okudibene nenyama, masiqinisekise ukuba siyabudodobalisa
ubuninzi beAsidi ngokuba sisele amanzana aneLemon. Kwenye
yezinto ezincedayo ukuthambisa imithambo yegazi ukuba
ingomi yi Olive oil, Omega 3 oil neFlaxseed oil ezigalelwe kwi
saladi eluhlaza yemifuno. Ndifuna ukulumkisa ukuba umntu oza
kwenza utyando(Operation) angayisebenzisi igaliki kuba uya
kopha angaphezi, limpompoza njalo igazi lakhe.

Mandenze imbali ukuze uve kakuhle. Amadoda athile
afunyenwe ngemini bekusandula ukunetha imvula, etyhala
inqwelo yamahashi ebishiywe ecaleni kwendlela, enomthwalo
onzima. Amavili ale nqwelo ayethe gabhu eludakeni. Emva
kwexesha elide etyhala la madoda, kufike ndoda ithile edlula
ngendlela, yawacebisa ngokuba akhangele unobangela
wokunga tyhaleki kwenqwelo, emthwaleni. Ngenene ingxaki,
ifumaneke emthwaleni. Kwenye yezinto ebezithwelwe
yinqwelo, ngamavili amane. Ukucinga kwala madoda

ebetyhala kufana nokwam nokwakho kuba aye acinga ukuba lamavili asemthwaleni, enzelwe ukuphumza lawo athe gabhu eludakeni. Le ncwadi ibhalwe ngenjongo yokuzenza loo ndoda ibidlula ngendlela ethe makukhangelwe isisombululo emthwaleni. Sivele phi ke isisombululo sengxaki yenqwelo leyo? Uyabuza. Isisombululo kukuba abantu esingabo, sikhe sisuke kwiingcinga eziqhelekileyo, maxa wambi. Siyeke ukuthi amavili asemthwaleni enzelwe ukuphumza lawo asenqweleni koko sithi, yintoni na undonakele kumavili aseludakeni, singalahlekiswa yimbonakalo yamavili athe gabhu eludakeni.

Amavili abebonakala ethe gabhu eludakeni, asingomavili aqhelekileyo koko ngalawo asetyenziselwa ukutyibilika emkhenceni ngokufana nesileyi. Noxa lamavili ebekhangeleka esisangqa ngembonakalo. Apha kule ndawo inyathele eludakeni, isangqa besingekho nto leyo eyenze kubengathi athe gabhu eludakeni. Ukuba ibingavelanga le ndoda edlula ngendlela, ekucinga kwayo kohlukileyo, la madoda atyhalayo, ebeya kutyhala ade aye kubhubha. UPetrose noogxa bakhe, ebhayibhileni, balobe ubusuku bonke bengabambi nanye intlanzi de kwafika uYesu obabonise ukubaluleka kokumamela kuba emva kokumamela kwabo, ingxaki yabo iye yasombululeka ngokuphinda-phindiweyo.

Nawe ke, yonke le minyaka uphila, uyalayisha umthwalo ngecephe, emzimbeni wakho. Ngexesha usukuba usindwa ngumthwalo wempilo yakho, khangela isisombululo emthwaleni.

10. IMIPHUNGA EFAKA UMONGO-MOYA EGAZINI LOMNTU

Intliziyo impompela igazi kwimiphunga ukuze lihlanjwe lifakelwe umongo-moya(Oxygen). Umongo-moya ungena ngeempumlo ukuya ngqo emiphungeni. Yonke ke imimoya engena empumlweni iya emiphungeni, egazini ize igqibele kumalungu namalungwana. Umsi wecuba ngokunjalo uhamba olo hambo. Xa umntu esebenza okanye ehleli kwindawo enothuli okanye enomoya ongcolisekileyo, namalungu akhe ayangcoliseka agqibele egula zizifo ezikhankanyiweyo ngezantsi. Ithi loo nto masingazibulali ngesantya sonwabu, icuba nongcoliseko lomoya. Yiyo lento urhulumento eye wawisa umthetho wokuba makutshayelwe ngaphandle kwezakhiwo ziingedle zecuba, zingasigulisi ngomoya ongcolisekileyo. Yonke indawo esukuba inothuthu nokuba lelayiphina intlobo, suka kuyo okanye unxibe isikhuselo empumlweni.

Khumbula laamadoda ayesebenza kwimigodi ye Asbestos, awaphelela egula ngenxa yothuthu leAsbestos yaza inkampani leyo ayesebenza kuyo yaleqwa ngamagqwetha ngenjongo yokuba iwahlawule ngenkxwaleko leyo. Yiminyaka engaphaya kweshumi elinde ukubhatalwa loo madoda ukuza kuthi ga ngoku. Amanye aloo madoda sele atshaba engayifumenanga imali leyo, ityala lisaqhuba. Iyagula imiphunga ziintsholongwana esizisezelayo. Nazi izifo ezifumaneka emiphungeni

UKUKHOHLELA

Ukukhohlela yindlela umzimba ozama ukuzikhusela ngayo kulonto ingaqhelekanga engene kwimibhobho yomoya esemiphungeni(bronchial tubes). Xa umntu ekhohlela, kuxa umzimba uzama ukugxotha loo nto isisiphazamiso. Ezinye iintlobo zokutya ziyanceda ekunqandeni ukukhohlela logama ezinye zikubhebhethekisa.

Itswele line oli ye sulphur ekhawuleza ithumeleke msinya emiphungeni ukusuka esuswini. Yiyo lento ukhawuleza umphefumlo womntu, unuke itswele xa egqiba ukulitya. Itswele likwazi ukugutyula uxakaxa nezikhohlela ezikwimibhobho yemiphunga.

Ukukhohlela okubangwa licuba Ixesha elininzi abantu abazama ukuyeka icuba, bazifumana benyukelwa kukukhohlela. Kungeli xesha ke apho bathi, kulunge kanye ukuba nditshaye kuba ngoku, ndiyakhohlela kakhulu. Eyona nto abafanele kukuyenza, kukutya izinto eziza kusebenzela iinjongo ezintathu:

1) Ukulungisa umonakalo odalwe zintsholongwane zecuba. Ukutya okuvela ezityalweni, imifino neeziqhamo, zinento ebizwa ngokuba zii antioxidants. Azifumaneki ke kukutya okuvela ezilwanyaneni. Loo ngxelo, asoze uyive kwiimveliso zenyama okanye urulumente onecandelo lezempilo. Iluncedo kakhulu iAntioxidant ekulweni neetyhefu(nicotine) nasekukhuseleni amalungwana. Sela amanzi amaninzi ukuze kugutyuleke iityhefu ezo zecuba. Yitya iziqhamo nemifuno. Ndancedakala mna ekuyekeni icuba, endalitshaya iminyaka ukususela kunyaka ka 1969 ukuya ku 1991, ngokusela amanzi ngalo lonke ixesha ndinqanqatheka. Ngokwenza njalo, kwancipha imidiza endandiyitshaya ngemini, ndagqibela ndiliyekile icuba.

2) Ukwehlisa inkanuko yokutshaya ngokuthi kungatyiwa ezo zinto zikhuthaza lo mkhwa, ezifana notywala, inyama namafutha

3) Ukuminxana kwemiphunga(Asthma)
Sibonakala ngokutswina nokuvaleka kwesifuba esi sigulo. Sibangelwa kukukrwaqela nokudumba kwemibhobho yomoya esemiphungeni. Oku kukrwaqela nokudumba kubangelwa yiloo nto esukuba icatshukelwa okanye isaliwa(allergic) yimiphunga. Kwakhona, ukutya okulungileyo, kuyenza ukuba imiphunga ingabi nakuchaphazeleka msinyane zezo zinto zibangela ukuminxana. Itswele negarlic nezinye ezikhankanyiweyo emkhuhlaneni ziluncedo. Ityiwa yesiqhelo, izinto

ezenzwe ngobusi lwezilwanyana, amafutha notywala yenye yezinto ekufuneka, ziyekiwe okanye zincitshisiwe ngabantu besifuba esingaphilanga kakuhle. Zikhona iinqawe ezithengiswayo ezinetyiwa yaselwandle, evula imibhobho yomoya emiphungeni. Kubantu abakhe baye elwandle, kuthiwa xa uthamba ecaleni kolwandle uze usezele umoya walo, uyancedakala kwisifo se asthma. Loo nto ithi, zininzi izinto ezibekwe nguThixo ezifumaneka felefele, eziluncedo kuthi kodwa esingaviyo ngazo.

Ukudumba kwamadonga angaphakathi emibhobho ethwala umoya(bronchitis).
Oku kudumba kubangelwa ziintsholongwane. Kuyaqatsela xa kudibana nomsi wecuba. Itswele negarlic kwakhona ziyanceda ngokufanayo nasekukhohleleni. Amafiya ano vithamin E, B1, B2 no B6. Ayakhuthazwa kakhulu kubantu abakhathazwa roqo sesi sifo. Amafiya mawatyiwe ekwisimo sendalo. Wambi amafiya, omiswa ngamachiza iSulphuric Dioxide, eranelwayo zezinye izazi, njengombhebhethekisi wesi sifo. Iidatilisi(dates) nazo ziluncedo kwezi zifo zombini kuba nazo zino vithamin B1, B2 no B6. Ezinye izazi zikhuthaza ukuba kuthengwe iziqhamo ezomiswe ngelanga kunezo zomiswe ngeSulphuric Dioxide. Ndathi ndakudibana nento ethetha ngengozi yeSulphuric Dioxide, ndaba nombuzo wokuba, kutheni lento izazi noogqira bephikisana okanye bengavumelani ngezinto ezicutha ubomi bethu. Into efike yacaca kukuba, ileyo naleyo imveliso ilwela eyayo ingxowa. Iimveliso zamachiza zinamandla kunezinye imveliso. Impilo yethu, eyonakalayo kufuneka iyokulungiswa ngoogqira ngamachiza notyando. Kutheni imveliso yamafama ingenakuma ngenyawo nayo ithethe ngezinto ezinika impilo, ezisemifinweni naseziqhameni, ekuthiwa zithwelwe ngamachiza asezipilisini? Igolide, idayimani nesilivere, zinqabile yaye ixabiso lazo lixhomile. Kungenzeka na ukuba amayeza neepilisi esiziselayo, zixutywe negolide, silivere nedayimani? Umntu owazala oogqira, uHippocrates, owathetha kudala malunga neminyaka eyi 345 phambi kwexesha likaYesu. Wathi,

39

Masenze Umntu

"YENZA UKUTYA KUBE LIYEZA LAKHO, IYEZA LAKHO MALIBE KUKUTYA"

11. AMASI (PANCREAS) ALAWULA IXAMBA LESWEKILE

Izifo ezinxulumene namasi zezo kuthiwa yiPancreatis nomhlaza. Apha kumasi kuphuhliswa ichiza elibizwa ngokuba yi Insulin. Le insulin yenzelwe ukucola iswekile esegazini ukuze ilungele ukuthunyelwa kumalungwana omzimba okanye ungathi isisitshixo sokuvula amalungwana ukuze amnkele le swekile. Le swekile isemalungwaneni ingamandla okusebenza kwawo okanye amafutha njengamafutha (petrol) emotweni. Ukutya okutyiwayo kuyajikwa kube yiswekile esiswini. Okucoleke kakhulu ukutya (refined) kukhawuleze kube yiswekile yegazi kuba kucolekile. Xa kukho iswekile eninzi egazini evela esuswini, amasi afumana umyalelo ovela ebuchotsheni wokuba akhuphe i insulin ukuze amalungwana avulele okanye amnkele le swekile, ayigcine kuwo ukwenzela ukuba isetyenziswe ngexesha eyakufuneka ngalo. Xa amalungwana engayamnkeli insulini, ligqibela ligcwele iswekile igazi lakho kuthiwe unexamba (Diabetes). Zintathu izinto ezenza ukuba kubekho ingxaki yeswekile emntwini. Yindlela aqhuba ngayo ubomi bakhe (livila/ ukhuthele), lufuzo labazali (ingaba omnye wabazali unale ngxaki yexamba) okanye yindlela, nezinto umntu azityayo(utya ngokwehlobo legazi lakhe na, utya ukutya okucoleke kakhulu na, usela utywala). Ikhona nenkolo yokuba, ngokuya ekhula ngeminyaka umntu, luyancipha uphuhliso lwe insulin emasini ngenxa yokuswelakala kweezondlo ezikhuthaza oko, ezifumaneka ekutyeni okuthile. Ukutya okulungileyo, ziziqhamo nemifuno. Iswekile eseziqhameni, yile kuthiwa yi fructose. Ifructose ilungile kuba ayifuni insulin ukuze isetyenziswe ngamalungwana kwaye yona ayijiki ibe ngamanqatha emzimbeni womntu. Le fructose ifumaneka nasebusini beenyosi obungahluzwanga (Natural/raw).

Zimbini iintlobo zexamba, luhlobo lokuqala(Type I) nelesibini(Type II). Izazi zithi xa sukuba umntu ehlolelwa ixamba, makukhangelwe ubungakanani be insulin egazini lakhe (GT-IRT) ukuze kuyiwe ngqo kunobangela kungagxilwa ezimpawini. Ngolu vavanyo, zithi ezi zazi, ingxaki ye insulin, ingaphawulwa emntwini esemncinci, zekulawuleke oko akutyayo umntu. Mandicacise ezi ntlobo zimbini zexamba.

Elokuqala(Type I)

Elokuqala uhlobo, lubakho xa amasi engaphuhlisi insulin tu kwaphela. Loo ngxaki yenza ukuba iswekile igcwale egazini. Olu hlobo lexamba, likholisa ngokuphatha abantwana abancinci. Kuvakala ukuba esi sifo sibangelwa kukusezwa kweentsana, ubusi lenkomo. Izinto ezikwelo bisi, azixovuleki ngendlela esiswini sosana ziqhibele zisenza izilwa-buhlungu (antibodies) ezonzakalisa amasi wosana. Yiyo lento amakhosikazi ethu ekhuthazwa ukuba azincancise iintsana de kufike ixesha lokuzilumla, elinga ngxamanga. Umntu onolu hlobo lexamba igazi lakhe ligcwele iswekile. Igcwaliswa iswekile kukuba amalungwana awakwazi ukuzithathela iswekile isitshixo i insulin singekho. Yiyo lento kuye kufuneke ukuba utofwe kufakwe le insulin ukuze amalungwana atsale le swekile ininzi egazini lakho. Yiyo nale nto uziva utyhafile kuba amalungwana akho awanayo iswekile ewanika loo mandla. Mandenze ntoni ke? Utsho.

Icebiso lam lokuqala kukuba udibane noogqira. Elinye icebiso lelokuba utye izinto ezikhuthaza amasi ukuba aphuhlise insulin. Ndiyakucela, yeka ukutya izinto ezicolwe kakhulu (Refined carbohydrates e.g flour, mielie meal) ngokuba zakungena esiswini zijikwa zibe yiswekile yegazi (Glucose) kamsinyane kuna xa uzitya zikwisimo semvelo (Whole foods). Yitya ukutya okugcwele iiprotein ezise zityalweni, iimbotyi, iavokhado, imifuno, mhlawumbi ungaqaphela uhlobo legazi lakho neemfuno zalo. Yitya iziqhamo nama nuts. Ungatyi isonka esimhlophe. Ezinye izazi zikhuthaza ukuba ixesha elininzi makutyiwe izinto ezingaphekwanga, ezizityalo. Umthandazo luncedo nawo kuba kufuneka ungakhathazeki emphefumlweni xa unexamba.

42

Elesibini(Type II)

Elesibini uhlobo, lubakho xa amalungwana(cells) engavuleki ngesitshixo i insulin ukuze amnkele iswekile yegazi. Iswekile engamnkelwanga ngamalungwana ihlala egazini. Ngenxa yale swekile ininzi amasi asoloko egalela wona i insulin egazini, noxa ingamkelwa ngamalungwana, kuba kaloku ngumsebenzi wamasi lowo yaye umsebenzi ngumsebenzi. Ndicinga ukuba sele uyibona ngoku indima edlalwa nguwe ekwenzeni imeko ibe mbi ngakumbi ngokuthi gqolo usitya izinto ezibanga ukonyuka komgangatho weswekile neInsulin egazini lakho.

Mandenze umzekelo, imoto igalelwa i petrol ukuze ihambe. Xa umgqomo othwala le petrol sele ugcwele, ayinakugalelwa phezu kwemoto enye i petrol ukuyinika amandla. Yinkcitho engenanjongo leyo. Nemizimba yethu ke masingayigaleli ngeswekile egqithileyo kuba yonakalisa impilo yethu njenge petrol ekhuhla umbala we peyinti yemoto xa igalelwa ngaphezulu. Iswekile eninzi iyagugisa mawethu. Iingxaki ngoku zimbini, yiswekile eninzi okanye i insulin eninzi egazini lakho. Ubuninzi be insulin egazini bubangela ukuba isibindi senze i cholesterol enobungozi (LDL) kunaleyo eluncedo(HDL). Obu buninzi bungabangela nokuba amadlala asezintsweni, akhuphe incindi yokulwa okanye ukubaleka (Adrenalin) lo nto ke ibanga lento kuthwa yi Hayi-Hayi(High Blood Presure). Enye ingxaki eziswa bubuninzi be insulin kukuba, kudaleka amanqatha emalungwaneni (cells) ufumane umntu etyebe gqithi(obese). Yeka ukutya ikhabhohayidrethi ezicoleke kakhulu, utye ukutya kweprotheni. Shukumisa umzimba kodwa yiva kugqirha ngomlinganiselo wokushukuma kwakho.

Izazi zithi ukutya kwezityalo okugqibeleleyo (whole foods) okutyiwayo ngumntu, ngangesithuba seeveki ezintathu, ngaphandle kwamafutha, kuyalilungisa ixamba.

Nazi izinto ongongeza ngazo iimfuno zomzimba ezikukutya

- **Chromium**
  inceda kwisifo sexamba ngokwenza ukuba I insulin yenze umsebenzi wayo. Inceda nasekunciphiseni imizimba emikhulu kakhulu. Ifumaneka egweleni(yeast). Emakhoweni, kwi oats nakokunye ukutya kweengqambu nee cereal, kwii prunes, kwimidumba efana namadongomane ne asparagus.

- **Niacin B3/ Niacinamide**
  Inceda ekuhliseni ubunzima bomzimba ngokutshisa amanqatha, nakwiimeko ezichaphazela ukusebenza kwengqondo ngakumbi kubantu abaphethwe lixamba. Ifumaneka kwiKhowa, iAsparagus kwiApile nakokunye ukutya. Kuthiwa ukukhathazeka emphefumlweni kukhokelela kwixamba

- **Biotin**
  Incedisa ekucolweni kokutya ukuba kulungele ukusetyenziswa ngamalungwana omzimba. Ifumaneka kwiintlobo ezininzi zamandongomane ezifana nooHazelnuts neeAlmonds namanye. Iyafumaneka nakwikhowa(Mushroom)

- **Alpha-lipoic acid**
  Ifumaneka kwi broccoli, isipinashi, igwele(yeast). Iluncedo kwisifo sexamba

- **Vitamin K**
  Ifumaneka kwimifuno eluhlaza enjenge broccoli, asparagus, itswele elikumila kunje ngomthana(spring onion). Inceda nakwintliziyo egulayo

- **Vanadium**
  Incedisa kwiinzame zokulwa nexamba, izifo zentliziyo, isifo secholesterol nezinye. Kuthiwa isebenzela ukuphucula umsebenzi we insulin. Imvelaphi yevanadium ikumfino obizwa ngokuba yi radish, ikwafumaneka entlanzini. Nee olives nazo zithwele ivanadium.

- **Zinc**
  Ifumaneka kumaNuts. Asinguye wonke umntu oncedwa kukutya inyama! Ibalulekile iZinc kubantwana abakhulayo kuba ikhuthaza ukukhula. Ibalulekile kubantu abadala bonke. Kwababhinqileyo, kuthiwa, inceda nakwintlungu

zexesha lokuhlamba(Menstrual pains). Kumadoda inceda ukunqanda isifo somhlaza ekuthiwa yiProstrate cancer. Inceda kwisifo sexamba ngokukhuthaza ukwenzeka kweInsulin nokukhuthaza amalungwana ukuba amkele iInsulin esegazini.

- **Ikopolo(Copper)**
  Ikhowa liqulathe ikopolo eninzi. Umdiliya obomvu nawo unayo. Siyalumkiswa ngokuba singafaki ikopolo engaphaya komlinganiselo ofunwa ngumzimba kuba loo nto ingakhokelela kwiinxaki ezininzi zempilo. Xa ikopolo ininzi, icutha umgangatho weZinc emzimbeni. Loo nto ithi, nayiphina into ebaxiweyo, ayilunganga. Masingayi kakhulu emdiliyeni mawethu.

- **Manganese**
  Ifumaneka kwizinongo(spices) ezifana noopepile, curry nezinye. Kwimifuno eluhlaza ikwafumaneka.

- **Calcium**
  ikhalsiyam incedisa ukusebenza ngendlela eyiyo kwamalungwana ezihlunu nemithambo ethumela imiyalelo evela ebuchotsheni. Ifumaneka kwispinatshi nakokunye ukutya kwezityalo eziluhlaza nakwiinqoba(Nuts) ezifana neCashew. Ubisi lisoloko liphakanyiselwe phezulu kuluhlu lokutya oluthwele iCalcium ngokungathi lilo lodwa elilungele loo nto. Unobangela waloo nto kukuba imveliso zobisi, inyama namayeza zisoloko zivela kwiintengiso zoomabona-kude. Zinqabile iintengiso kumabona-kude ezithetha ngemisebenzi yespinatshi neminye imifino neziqhamo.

Izityalo zisoloko zingoyena mnombo wezondlo eziphilisayo ngenxa yemibala yazo. Izazi zithi iipilisi ekuthiwa zithwele izondlo (Nutritional supplements), azinancedo olungaphezulu kunokutya kwemvelo (whole foods). Iimbotyi ziqulathe iprotheni eninzi. Izityalo, zizinto uThixo athe masitye zona, zonke ezinye izinto zingenelele emva kwemvula kaNogumbi.

12. ISIBINDI SILWA NEETYHEFU

Isibindi lelona lungu likhulu kunamanye angaphakathi komntu. Loo nto yenziwa nangumsebenzi omkhulu esijongene nawo. Mininzi imisebenzi esiyenzayo endingabalula kuyo ukuqhekeza nokuxovula iityhefu, zibe kwimeko engena bungozi bungamandla. Loo msebenzi ubaluleke kakhulu, ngakumbi xa uthathela ingqalelo yobuninzi beetyhefu esidibana nazo kule mihla. Isibindi sakho sisebenza nzima ukuqhekeza iityhefu ezifakwe zongezelelwa ekutyeni kwale mihla(Additives), etywaleni nasezipilisini zeentlungu nee antibiotics. Andina kulibala ukukhankanya umsi onobungozi ovela ezimotweni (exhaust fumes) nasecubeni. Ezi tyhefu zibangela isibindi singasebenzi kakuhle ukucola amafutha, agqibele loo mafutha ejikeleze apha esinqeni sakho. Xa isibindi sele sonakaliswe ziimeko ezingentla, siyawutyhafela omnye umsebenzi waso wokuvelisa i cholesterol elungileyo(HDL) koko sivelise i cholesterol engalunganga(LDL). Le LDL ibangela ukuma kwentliziyo nokufa amacala(Stroke). Yiyo le nto kufuneka sindwendwele koogqirha ukuqonda ubume bethu malunga nezi zinto. Kwakhona, kubalulekile oko ukutyayo. Ndithethe ngeepilisi esiziselayo. Mandikhawuleze ndicebise ukuba zingayekwa iipilisi namayeza oogqirha bengatshongo. Oogqirha bayazazi iingozi eziyimingenela (side effects) kodwa ndicinga ukuba bathi xa belinganisa ubungozi obungenelelayo nobo bokufa okanye iintlungu okuzo, bakhethe ukusindisa ubomi okanye ukudambisa iintlungu zakho, okwexeshana. Izigulo zesibindi zezi zilandelayo:

a) Ukudumba kwesibindi okanye ukusuleleka kwesibindi (Hepatitis).
   Isibindi sisulelwa ziintsholongwane, utywala, amayeza athile okanye iityhefu. Xa uphethwe sesi sifo kufuneka utye ukutya okunempilo kodwa kungabi kuninzi. Iziqhamo nemifuno enjenge artichoke, ekhupha iityhefu esibindini(Detoxify), iyanceda. Ukudalwa kwayo i artichoke, iyamnkeleka kubantu abaphilileyo nabagulayo.

Itswele, imidumba enjengeembotyi, nayo iyanceda.
Amafutha, nenyama ebomvu, anika isibindi umsebenzi
omninzi nto leyo kufuneka zincitshiswe okanye ziyekwe

2) Ukufa kwamalungwana(cells) esibindi(Cirrhosis)

Oku kugula koyanyiswa nokutya okungena zondlo.
Kukwaphatha abantu abasebenzisa kakubi utywala nezo
zikhankanyiweyo ngentla.
Xa amalungwana esibindi efile, loo nto yenza ukuba igazi
elivela emathunjaneni lingabi nakubaleka apha esibindini
nto leyo edala uxinzelelo kwimithambo yegazi. Wumbi
umntu ubonakala ebuyisa igazi. Zininzi iimpawo, ezinye
azibonakali msinyane. Loo nto ithetha ukuba abantu
mabanqande ukudaleka kwesi sifo ngokutya ukutya
okunempilo bayeke oko kuyingozi kungentla. Iziqhamo
nemifino isoloko izezona zinto ziluncedo. Inyama nezinye
izinto eziveliswe ezilwanyaneni zisoloko zinenkathazo
empilweni yomntu.

13. IZINTSO ZIHLUZA AMANZI KWIZONDLO ZOMZIMBA

Izintso zikumila okufana nembotyi zaye zithe nca emqolo malunga neembambo zokugqibela ezantsi. Umsebenzi wezintso nazo zicoca igazi ngohlobo lwazo uluthile.
Zihluza ukungcola okuthwelwe kubumanzi begazi, zilawula nomlinganiselo wamanzi emzimbeni. Oku kungcola kulahlelwa esinyini ngombhobho ekuthwa yi yureta(ureter). Zininzi impawu zokugula ezithi zibekho apha ezintsweni esingabalula kuzo;

- Ukungakwazi ukuchama(Anuria)
- Iintlungu zokutshisa komchamo ngexesha umntu echama(Dysuria)
- Isichenene
- Ubunzima bokuqala ukuchama
- Ukungxama komchamo ukuphuma
- Ukuncipha kophuhliso lomchamo(Oliguria)
- Ukukhupha umchamo omninzi ngendlela engaqhelekanga(Polyuria)
- Ukuchama roqo ebusuku(Nocturia)
- Ukuchama umchamo onegazi(Hematuria)

Zonke ke ezi mpawu, zimelwe kukumelwa ngenyawo, kuyiwe kugqira ngaphandle kokuphozisa amaseko kuba zolatha undonakele kwizintso okanye zilumkisa ngomonakalo ongehlela izintso zakho. Izintso xa sele zoyisiwe kukusebenza, ufumana wumbi umntu, ephathwa bubuthongo, ekhulelwa kukudinwa komzimba. Wumbi uphelelwa ngumdla wokutya de kube ngathi angabuyisa oko kutya sele kuse suswini.

Umntu uyakwazi ukuphila ngokupheleleyo xa intso enye iphile kakuhle kodwa xa izintso zoyisiwe zombini, uye ancedwe ngokuba afakelwe izintso okanye intso ayiphiwe ngumntakwabo okanye nawuphina umntu onesisa. Banqabile ke abantu abanesisa ngezintso zabo kuba kukho uloyiko lokuba xa uthe waphisa ngenye yezintso zakho uya kufa. Bambi abantu baye baphise ngezintso zabo besaphila. Abanye abantu xa bebona ukuba basemnciphekweni wokufa, bayaphisa ngezintso zabo. Abanye abantu bancedakala okwexeshana ngentso eyenziweyo engumatshini (Dialysis) ethi yenze umsebenzi wentso kodwa le ndlela ayifikeleleki ngenxa yexabiso layo.

Umbuzo ngowokuba, kubangwa yintoni ukugula ngezintso. Izazi zithi kunqabile ukufumana isifo sezintso ngenxa yokuba uzalwa ngumntu onaso. Loo nto ithetha ukuba isifo sezintso sifumaneka ngokutyhefeka okanye ngokwenzakala. Ukosuleleka kombhobho womchamo zintsholongwane, kuza lula kubantu ababhinqileyo ngenxa yokuba intunja ephuma umchamo, intunja ephuma igazi lokuhlamba nezinye izinto, isondele kakhulu kwintunja ephuma ithafa. Le nto ithetha ukuba, abantu ababhinqileyo, kufuneka balumnke ngakumbi ngezococeko xa sukuba bezicoca. Mabafundiswe besebancinci abantwana abangamantombazana ukuba xa bezisula, basule ukuqala ngaphambili ukubheka emva kwintunja yethafa nto leyo eza kunqanda ukugqithiswa kokungcola kwintunja yomchamo kuvela kuleyo yethafa neminye.

Okunye ukugula kwezintso kuxa izintso, indlela okanye umbhobho womchamo uvalwe ngamatye (kidney stones) etyiwa angqumbanayo. La matye asuswa ngotyando okanye anqandeka ngokusela amanzi amaninzi roqo. Yiyo le nto sikhuthazwa ngokusela amanzi amaninzi. Amaqabane amakhulu ezintso ziziqhamo, imifino namanzi. Iiprotheni ezifumaneka ezilwanyaneni, zinento eninzi ekufuneka icociwe zizintso nto leyo ebangela izintso, umsebenzi omninzi ngokugqithisileyo. Kukutya okutyaliweyo okunqanda ukwenzeka kwamatye ezintsweni nasesinyini okufana noku:

- **ISELERI (celery)**
  Esi sisityalo sikhuthaza ukwenzeka nokuphuma komchamo emntwini. Sesinye sezityalo ezingxenga (Alkalizes) ubuninzi be asidi emzimbeni. Ingatyiwa i celery kwisaladi. Ingabiliswa ityiwe netswele nekhaphetshu. Ingenziwa isiselo ngokusebenzisa amagqabi nemisebe yaso, kuselwe isiqingatha sekomityi

kunye nokutya. Icelery ikwaluncedo kwabo abanexamba kuba inento ebizwa ngokuba yi glycoquin esebenza njenge insulin. Iseleri ine oli eluncedo ekugutyuleni iyurik asidi namatye ezintso.

- **ASPARAGUS(imvane elinywayo)**
  Ikhuthaza ukwenzeka komchamo nayo.
- **VATALA(watermelon)**
  Iluncedo kwabo bakhathazwa ngamatye ezintso.
- **HAZEL NUTS**
  Zinqanda ukwenzeka kwamatye

Izinto ezifanelwe kukungatyiwa okanye zincitshiswe yinyama, amafutha, ityuwa, izinto ezenziwe ngobisi notywala.

Kubantu abangamadoda, kukho umbhobho womchamo osuka esinyini, ongqongwe lidlala(prostrate gland) elithwala incindi yokuthambisa isondo. Eli dlala maxa wambi liyakhula ngakumbi xa indoda iminyaka engamashumi amahlanu nangaphezulu. Lakube likhulile eli dlala, liminxa umbhobho (Uretra) womchamo osencanceni. Loo nto ibangela ukuba umchamo ungaphumi okanye uphume nzima nto leyo egqibela ibulala izintso. Yiyo lento amadoda ekhuthazwa ukuba aye kuhlolelwa ukukhula kweli dlala ukuze kunqandwe umonakalo usemtsha. Izifo eziza ngokulalana (venereal diseases), nazo ziyakudala ukunxwelereka kwezintso.

14. ISISU NALAPHO KUQALA KHONA IINKATHAZO ZEMPILO YOMNTU

Isisu yeyona ndawo apho kuqala khona ukugula. Phantse yonke lento ogula yiyo, ngaphandle kukagawulayo nentsholongwane yakhe, iqale esiswini. Andinqatyelwanga yinto yokuba ukutya kuqala ukungena emlonyeni. Siza kuthetha ngomlomo neengxaki nezigulo zawo. Ubukhulu bomsebenzi malunga nokutya, wenzeka esiswini. Kwakube kungenile ukutya esiswini, kugalelwa incindi ye asidi, eyimfuneko ekucoleni ukutya ukuba kube yiswekile yegazi (glucose). Ubungakanani be asidi leyo egaleleka esiswini yenye yezinto oogqirha bemveli (Naturopaths) abathi, mayisiwe iliso. Bathi maxawambi, isisu asikhuphi iasidi eyaneleyo nto leyo ebangela ukugula. Kunjalo ke naxa isisu, sikhupha iasidi eninzi. Sithethe banzi ngeswekile yegazi neengxaki zayo kumaphepha angentla. Asizu kuphinda emva kuba zininzi izinto ezenzeka esiswini.

Kwiphetshana le mbalelwano elithunyelwa abo balihlawulelayo inyanga nenyanga, elibizwa ngokuba yi Nutrition & Healing kukho ugqirha ogama lingu Jonathan Wright obalaseleyo ngokufuna nokuphanda ngezinto ezonakalisa impilo zabantu. Akapheleli apho ugqirha Wright koko ude afune, aphande neyeza lemvelo elinceda ezo zigulo zisebantwini bakuthi. Ugqirha Wright kuthiwa uthetha phandle ngezinto ekuthiwa ziluncedo zingelulo, nto leyo eyenza ukuba maxawambi angathandeki kogxa bakhe nakwimizi yemveliso zamayeza. Uye wanikwa imbasa ephezulu emayezeni ngogxa bakhe ebizwa ngokuba yi *LINUS PAULING LIFETIME ACHIEVEMENTAWARD*. Unencwadana (special report) ebizwa ngokuba yi Dr Wright's 82 Secrets for Treating the "Incurable". Ngeliphandle, ugqirha Wright ucebisa ngokuba makukhangelwe unobangela wokugula komntu, kumgangatho weAsidi esesiswini sakhe. Kuyacaca ke ukuba umntu lo unomlinganiselo othile we asidi ofanele kukuba sesiswini, ngexesha esukuba efaka ukutya kuso nangexesha engekatyi.

Impilo entle yesisu ibalulekile ngenxa yezi zizathu zithathu

1. wonke umntu unezidleleleli (parasites) esiswini sakhe ezifana neentshulube nezinye. Ezi ntshulube zingena esiswini ngamanzi angacocekanga esiwaselayo okanye iziqhamo okanye imifuno eluhlaza, engahlanjwanga phambi kokuba ityiwe. Nokutya okungumbeko kuthwele izidleleleli yiyo lento kufuneka kugqithiswe emlilweni omkhulu kwenzelwe ukutshisa izidleleleli. Ezinye izidleleleli ziziswe ziimpukane. Ngelishwa amajoni asesuswini alwa iintsholongwane ezinkulu ezinje ngooTB noomhlaza kunezo ntsholongwane ezincinane. Loo nto yenza ukuba iintsholongwana ezincinci, zizidlele itheko ngeli xesha kusiliwa neentsholongwane ezinkulu.
2. Abantu abaninzi bayafa ngenxa yezifo zesisu okanye izifo ezisemathunjini amancinci. Esinye sezi zifo lutyutyuzo nesisu esibuhlungu ngokungathi siyasikwa. Ngexesha umntu etyutyuza kuchitheka amanzi amaninzi asemzimbeni namachiza abalulekileyo asesuswini nto leyo ebangela ukuba umntu abe buthathaka ade afe xa engahoyekanga.
3. Isisu esiphile kakuhle, siyakwazi ukutsala okulungileyo ekutyeni. Xa sineentsholongwane isisu, loo nto ayikwazi ukwenzeka. Endaweni yaloo nto kutsaleka iintsholongwane ezibulala amalungu omzimba.

Makuhlanjwe izandla ngesepha phambi kokuba kuphathwe ukutya kuba sigqibela siyibamba inyama ngezandla ezineentsholongwane zasendlini encinci. Zikhona izinto ezityiwayo zokulwa neentshulube nezidleleleli ezizezi:

IINTANGA ZETHANGA

Zomise okanye uzigcade, uzitye kuba ziluncedo lakudala lokulwa iintshulube neezidleleleli.

UMNQATHE (carrots)

Wuhlambisise uwutye uluhlaza kuba nawo ulwa nezidleleli neentsholongwane

IPHOPHO(Papaya)

Iingqambu okanye amagqabi ephopho nawo alwa nezidleleli neetsholongwane. Mazomiswe iingqambu zirhaywe ukuze ke zifafazwe okwepepile ekutyeni.

IGALIKI okanye ITSWELE

Igaliki itshayela iintshulube nezidleleli esuswini xa ithe yasetyenziswa roqo, iluhlaza. Siyalumkiswa zezinye izazi ngokuba umntu usebenzisa ipilisi ze ARV, makaqinisekise ukuba akasebenzisi igaliki nezi pilisi ngaxesha-nye. Makasebenzise enye emva kwenye emva kweyure ezimbini. Unobangela ngowokuba ezi zinto zimbini ziyaxabana xa zithathwe ngaxeshanye loo nto yenze ukuba enye yazo ingabina kusebenza ngendlela. Ezinye izifo zesisu zezi:

UKUQUNJELWA NOKULUNYWA SISISU (Dyspepsia/Indigestion)

Impawu kukuphathwa ngumoya, ukungahlaliseki kakuhle ne asidi ede ingathi iphuma ngomlomo. Ukungahlafunisisi nokutya ngokungxama yenye yezinto ezibangela oku kugula ngaphandle kweentsholongwane. Ukungatyi ngamaxesha alungileyo, ukukhathazeka, ukutyiwa kokutya okuqhotsiweyo okunamafutha amaninzi, ubisi nezinto ezenziwe ngalo ubisi ziyakubangela okanye zikubhebhethekise oku kugula. Yitya i salad, iphopho, isiselo esenziwe ngamazimba ne squash ziluncedo. Iipepile(green, yellow & red) ziluncedo kubantu abaphethwe sesi sifo.

UKUDUMBA okanye UKUPHATHEKA KAKUBI KODONGA OLUNGAPHAKATHI LWESISU(Gastritis)

Oku kudumba kubangelwa zizinto ezininzi endingabalula kuzo utywala, ikofu, ezinye iipilisi ezifana ne asprini, ukutya okushushu kakhulu kunye noko kubanda kakhulu. Yitya iitapile, iavokhado, oats, rayisi nezo zikhankanywe ngentla. Amacephe ambalwa amanzi ekhaphetshu aselwe kwisisu esilambileyo imizuzu emihlanu ukuya eshumini phambi kokutya, ayanceda kwisisu esidumbileyo. Yeka ezo kuthiwe maziyekwe kunye nenyama neziqholo(spices) ezitshisayo.

IZILONDA EZISELUDONGENI OLUNGAPHAKATHI LESISU okanyeUMZI/INJEKE(Gastroduodenal ulcer)

Ezi zilonda zibangelwa luthotho lwezinto eziquka iAsidi eninzi ngokugqithisileyo, ukutya okushushu gqithi okanye okubandayo, ichiza elivela ecubeni ekuthiwa yi nicotine netela. Kukho nezinto ezinochuku esiswini ezifana notywala, ikofu, iziqholo, iziselo zokuthoba unxano zalemihla ezinechiza ekuthiwa yi carbonate. Ikhaphetshu nokutya okuthwele uvithamini A no C ziyanceda. Zikho izinto esikhule kusithwa ziluncedo ezifana nokuba masisele ubisi oluninzi. Elocebo liyakhatywa kule mihla sikuyo ngelithi, ubisi lubangela iasidi eninzi esiswini nto leyo ebangela ukudaleka okanye ukubhebhetheka kwezilonda. Elinye icebo ekuthwa alincedi, lelo lithi makutyiwe roqo izavengana zokutya nokuba kukahlanu ngemini. Neli icebo liyakhatywa ngelithi, ngalo lonke ixesha kusukube kungena ukutya esiswini, kufuneka iasidi. Le asidi ilutshaba ezilondeni. Yifanise le asidi engena esiswini esinezilonda nento engene ezinyweni elinomngxuma. Elinye icebo elikhatywayo lelo lithi masingatyi izinto ezincedisana nokuhamba kakuhle kokutya esiswini nase mathunjini(Fiber) okanye ukutya okuluhlaza/okungaphekwanga. Iingcali zale mihla zithi, mazihlafunisiswe zicoleke ezo zinto ziluhlaza ukuze kungabikho ngxaki. Incindi yetapile iluncedo endaweni yobisi nezinye izinto ekuthiwa zehlisa umgangatho we asidii(antiacids)

ISILUNGULELA/ISITSHISA(Hiatal hernia)

Isilungulela kukubuya kokutya okusesiswini nesele kugalelwe iasidi neminye imixube yesisu. Xa isenzeka le nto, ayinyamezeleki embhobheni ohlisa ukutya kusiya esiswini. Kukho umnyango(valve) ovalekayo ophakathi kwesisu nombhobho ohlisa ukutya osemqaleni. Oku kuvaleka kwenzelwe ukuba ukutya kungabuyeli emva ngenxa yesizathu esendisicazile. Ngenxa yengulo yokungena komntla wesisu kumazantsi wombhobho ohlisa ukutya, loo nto ibangela ukuba umnyango ungasebenzi kakuhle. Phakathi kwezinto ezincedayo, kukuba umntu ahlale athi qwa esitulweni ukwenzela ukuba isisu singa cindezeleki senze uxinzelelo kulo mnyango. Irharinati, itapile nomnqathe ziluncedo. Qaphela ezo zinto ekufuneka uziyekile.

Ipayinapile inovithamin C, B1, B6 nezinye izimbiwa ezifana no manganizi, kopolo, pothaziyam, magneziyam nentsimbi. Ngeso sizathu, kuthiwa ipayinapile iluncedo kwabo bazisu ziqunjelweyo nezingasebenziyo kakuhle. Xa ithe yavuthwela emthini ipayinapile, iqulathe zonke izinto ezikhankanyiweyo ngentla.

UBUHLUNGU NOBUNZIMA BOCOLEKO LOKUTYA (Dyspepsia/ Indigestion)

Iimpawu zoku kugula, kukubhodla, ukusuza, isisu esigcwele ngumoya okanye esine asidi eninzi. Ziliqela izinto ezibangela oku kugula ezifana neentsholongwane kodwa ixesha elininzi, yindlela esisebenzisa izisu zethu ngayo. Umzekelo waloo nto kukutya ngendlela engeyiyo nokusebenzisa iindlela ezingena mpilo. Ndingabalula ezimbalwa kwezi zinto, ukutya okugcadiweyo, izinongo ezitshisayo, utywala, ikofu, ubisi, iziselo zale mihla nevinika nezinye ezinga khankanywanga apha. Ukungahlafunisisi ukutya ngenxa yokungxama, kuyakubhebhethekisa oku kugula. Endaweni yezinto ezingalunganga ezityiwayo ezingentla, kungatyiwa imifino, ukutya kwengqambu, iphopho neziselo zamazimba(Malt beverages)

15. AMATHUMBU ATSALA IZONDLO OKANYE IITYHEFU EKUTYENI

Amathumbu yindlela ehamba ukutya kwakube kuphumile esiswini. Kulapha emathunjini apho kutsalwa kakhulu izondlo ezisekutyeni. Iingxaki ezimbini ezenzekayo emathunjini zezi : eyokuqala ingxaki yeyokubaleka ngesantya esiphezulu (Diarhoea) kokutya okucoliweyo esiswini. Loo nto ibizwa ngokuba lutyutyuzo njengoko besele siyichazile ngentla neengxaki zalo. Eyesibini ingxaki yeyokuhamba kokutya ngokucothayo zekudaleke into ekuthiwa kukuqhinwa (constipation).

- **Ukuqhinwa**
  Sesinye isifo samathumbu njengoko sekuchaziwe ngentla. Ukuzithuma kanye okanye kabini ngemini, kulungile kodwa xa kugqitha iintsuku ungazi thumanga, uqhiniwe. Loo nto ithetha ukuba apha emathunjini akho, kutsaleka ukuncola endaweni yezondlo. Ewe kaloku xa kuhamba ngokucothayo ukutya kude kubole ingekabi loxesha nandawo yoko. Loo nto ke idala ukuba amalungu akho, atyhefeke koko kubola kutsalekayo.

  Le meko ibangelwa kukunga sebenzi kakuhle kwezihlunu (musculature) zamathumbu amakhulu. Kukwabangelwa naziintsholongwane eziphila emathunjini ezibanga umhlaza kabhobhosi(colon cancer) okanye umhlaza kandonci. Phakathi kwezinto ezikhuthaza ukuqhinwa, ndingabalula ezi zillandelayo:
  1) Ukusebenza kwamathumbu okunga qhelekanga okubangelwa kukungxama kwabantu ekufezekiseni ezinye iimfuno kunezo zifunwa yindalo. Ndithetha ngemeko esukuba umntu enyanzelekile ukuba aye kuchopha endlini encinci kodwa yena akhethe ukwenza nto yimbi.
  2) Ukutya okunga lunganga, okungena manzi ngokwaneleyo nezityhali kutya(Dietary fiber)

3) Ukungazivocavoci kwenza amathumbu onqene.
4) Ukusebenzisa izinto zokuhambisa isisu kubangela ukuba umphakathi wamathumbu(mucosa), usoloko udumbile nto leyo ebangela ukuba imiyalelo evela ebuchotsheni, ingafikeleli kakuhle emathunjini.

Ukutya okunceda ukuqhinwa yiapile. Ineswekile yeziqhamo (fructose) ikwanazo neevithamin C no E nezimbiwa ezinje ngepothaziyam nentsimbi. Apha kwiapile ndingabalula into ebizwa ukuba yi pectin engatsalekiyo emathunjini amancinci koko iba sisityhali kutya(Insoluble fiber) ngokufana nomtshayelo otshayela inkunkuma. Ngokutya iapile enye okanye ezimbini kwisisu esilambileyo, kuyawanceda amathumbu ekuguleni kwawo okubangela ukuqhinwa. Iplam nayo inayo ipectin nezinye izinto ezikhuthaza ubutyibilizi emathunjini. Kunqandeka nomhlaza kabhobhosi ngokutya iplam okanye ipruni kwabo bantu abangasuleleka ngenxa yokuzalwa ngabaphethwe sesi sigulo. Isikhwebu sombona okanye umgubo wombona ubuphatha kakuhle ubungaphakathi bamathumbu. Amanzi ashushu anencindi yelamuni, aselwa phambi kwayo yonke into kusasa, aluncedo ekukhuthazeni ukuzithuma. Ioli yomngquma (olive oil) egalelwe kwisaladi, iyawathambisa abemtyibilizi amathumbu.

- **Utyutyuzo**
  Xa ithafa limanzi kakhulu, liphuma roqo kunasesiqhelweni, unotyutyuzo. Utyutyuzo luthetha into yokuba amathumbu awafumani thuba elaneleyo lokutsala izondlo ekutyeni kuba kubaleka ngesantya esiphezulu. Enye ingxaki yeyokuba umzimba ulahlekelwa ngamanzi namachiza ngokungafanelekanga. Abantu abadala nabantwana abancinane, bayonzakaliswa kukulahlekelwa ngamanzi omzimba. Ukulahlekelwa zizondlo kwabo, kuyibeka impilo yabo esichengeni.

Usuleleko lesisu ziintsholongwane, amachiza anobungozi(toxins) nokutya okunganyamezelekiyo emzimbeni(allergic), kuyalubanga utyutyuzo.

Irayisi, i oats neapile ziyanceda ekunyangeni okanye ekunikeni umtyhi kwesi sifo. Nezinye iziqhamo ezifana nebhanana, rharinati nephopho ziluncedo. Makuncitshiswe ukutyiwa kobusi.

16. AMATHAMBO AXHASA AMALUNGU OMZIMBA

Ukutya okulungileyo kudlala indima enkulu ekugcineni amathambo, izihlunu nemisipha, ikwimeko elungileyo. Amathambo nawo impilo yawo iyacutheka ngenxa yeemeko aphila phantsi kwazo kuquka nezinto esizityayo. Lixanduva lomntu ngamnye ukuba afune ezo meko nokutya okulungele amathambo akhe. Ugqira uJohn Lee, waseMelika osele watya umhlala phantsi, okholelwa ekubeni, asiyongugo ebangela isifo samathambo, kukutya neemeko. Kwenye yezinto ezityiwa kakhulu kule mihla, inyama, uthi mayingatyiwa ngaphezu komlinganiselo ofanekileyo. Umlinganiselo olungileyo, yi awunsi enye enesiqingatha ngemini ukuya kwezimbini etyiwa ngumntu ofuna impilo entle. Ngaphezu kwaloo mlinganiselo, umntu ukhangela inkathazo. Inyama eninzi ibangela uphuhliso le asidi eninzi. Le asidi ithi yakuba ninzi, kufuneke ukuba izintso zifumane into ebizwa ukuba yikhalsiyam. Ngelishwa le khalsiyam efuneka ngokungxama, itsalwa emathanjeni apho igcinwa khona ngumzimba. Abantu abafuna ukuzikhusela kwesi sifo, nabo abanaso, kufuneka betye imifino eluhlaza efana nesipinashi, ibrokholi, isadini neembotyi. Abantwana abancinci, masibatyise ukutya okuqulathe ikhalsiyam ukuze amathambo abo, aqine, omelele, ondleke. Asilobisi lenkomo lodwa elikwazi ukwenza loo msebenzi. Mabancance ubusi loomama babo abantwana ukuze emva kokulunyulwa, batyiswe ezi zinto zikhankanywe ngentla. Ilitha lelanga nalo libalulekile kwimpilo entle yamathambo.

Okunye ukugula kwamathambo kukukhula kweentlungu ekudibaneni kwamathambo(Osteoarthritis). Ezi ntlungu zenziwa kukukhuhlana kwamathambo, aphelelwe yintlala emtyibilizi phakathi kwamathambo. Le meko ibangelwa ngumzimba osindayo. Umntu otyebileyo unobunzima obungamandla ekudibaneni kwamathambo. Loo nto ibangela ukuba intlala yamathambo ikhuhlane. Impawu zoku, zibonakala ngeentlungu ezisemahlezeni nasemadolweni. Iintlungu zingadanjiswa ngepepile ebizwa ngokuba yi Turmeric okanye ijinja. Enye yeendlela zokudodobalisa esi sifo, kukwehlisa umzimba.

Esinye isifo samathambo kukudumba ekudibaneni kwamathambo amancinci esandla okanye iinyawo. Aziqiniseki ncam izazi ngonobangela wesi sihelegu kodwa kuranelwa ukungasebenzi kakuhle kwezilwa-ntsholongwane(autoimmune system) ezithi zihlasele izinto ezingelotshaba emzimbeni. Le mpazamo, ibangela ukudumba kwezihlunu ezijikeleze la malungu. Kuthiwa abantu abathandwa koku kugula ngamabhinqa aminyaka ilishumi elinesibhozo ukuya kumashumi amane. Abanye oogqira ababizwa ngokuba ngabamacebo emvelo (naturopath) bathi noxa iipilisi zale mihla ezifana neaspirini ne brufen, zizidodobalisa iimpawo zesi sifo, ebudeni bethuba, ziyasibhebhethekisa. Abagqira bakhuthaza ukusetyenziswa kokutya kwezityalo neziqhamo. Kwakhona ijinja neturmeric ayisali kwizinto abathetha ngazo. Imifino eluhlaza, iimbotyi, ukutya kweengqambu, nesoy ziluncedo.

Izigweqe namathambo agobileyo abangelwa ngamathambo athambileyo. Le ngxaki ibangelwa kukushokoxeka kwekhalsiyam, novithamin D. Sithethile kumaphepha angentla ngale khalsiyam novithamin D. Ukutya okunezimbiwa ezinjenge magneziyam nefosforas, kuyakhuthazwa. Ndicinga ukuba ngoku sele unombuzo wokuba, zifumaneka phi ezi zinto zikhankanyiweyo ukuza kuthi ga ngoku. Yonke loo mibuzo, iyaphenduleka kumaphepha alandelayo.

17. AMAZINYO ACOLA UKUTYA

Ngenxa yokuba amazinyo ephantsi koluhlu lamathambo, ndibona kufanelekile ukuba ndithethe ngawo nanjengoko nawo enokugula kwawo. Kwangaxesha nye ndiza kuthetha nangomlomo kuba lamalungu asebenza kunye.

Abantwana abancinci babola amazinyo, basiwe koogqirha bamazinyo apho bafumana unyango ngokuba bakhutshwe loo mazinyo abolileyo nabuhlungu. Uphando lakutsha nje, endidibene nalo, lolatha into yokuba ikhona indlela yokunqanda oku kugula ebantwaneni nakubantu abadala. Ngelishwa, noxa kukho ubungqina nophando olungqinela loo nto, oluvela kumazwe amaninzi, kuvakala ukuba le ndlela yokunqanda ukubola kwamazinyo, ayikhuthazwa ngokwaneleyo. Namasebe ezempilo koorulumente awayise so. Ndicinga ukuba unobangela waloo nto kukuba, ilizwe ngalinye, alifuni ukuhlafunelwa lelinye ilizwe ukuze lona liginye loo nto ihlafuniweyo. Omnye unobangela ingaba kukuba elo lizwe lingalandeliyo loo nkqubo, alina lwazi lenkqubo leyo. Mhlawumbi owokugqibela unobangela ingaba ngonxulumene nengeniso yemali. Ukuba amagumbi oogqira bamazinyo angaphelelwa ngabantu abagula ngamazinyo, loo nto ingabangela indlala koogqira. Ukuba imizi-mveliso zamayeza neentlama zokuhlamba amazinyo, ekuthiwa zinceda ukubola kwamazinyo, ziphelelwa ngamathuba okwenza imali, ayinakuwa na imveliso yelizwe?

Kwiziqhamo nemifuno esiyityayo, ikhona le nto enqanda ukubola kwamazinyo kodwa umlinganiselo wayo, awanelanga ukulwa neentsholongwana zokubola kwamazinyo. Le ntsholongwane, zithi izazi, isulelwa kubantwana, ngoomama babo ngexesha bezintsana, ngamathe. Bendiye ndibukele omama xa betyisa abantwana babo, befaka icephe kweyabo imilomo kaqala phambi kokufaka emntaneni. Oomama nootata babantwana, bayazincamisa intsana zabo. Kungelo xesha ke apho iintsana, zisuleleka khona yile ntsholongwane. Izazi zithi, ukuba oomama bentsana bangafumana uncedo ngexesha benzima, oko kunganqanda oku kusuleleka. Inani labantwana ababola amazinyo, lingancipha. Izazi zithi naxa sele besulelekile abantwana, ukuba bathe batyiswa olu hlobo leswekile, phambi kokuvela amazinyo amatsha, abasayi kuphinde babenamazinyo abolayo, ubomi babo bonke. Oluhlobo leswekile lubizwa ngokuba yi XYLITOL. Zithi izazi, olu hlobo leswekile, alilungelani neentsholongwane ezibolisa amazinyo(streptococcus mutans). Yiyo le nto zigqibela zisifa iintsholongwane. Le swekile kuthiwa ikubuyisela emva ukubola kwamazinyo. Kuthiwa lentsholongwane isuka komnye iye komnye ngokuncamisana. Ithi loo nto kufuneka elowo umntu, emva kokuya kucocwa amazinyo ngugqira, aziqhelanise nentshungamu okanye intlama yokuhlamba amazinyo eyenziwe ngale xylitol. Nabantwana abasele bekwazi ukuhlafuna intshungamu, kufuneka bekhuthazelwe kuyo xa bemalunga neminyaka emibini ukuze emva koko bangaphinde babolelwe ngamazinyo. Masiyicoce imilomo yethu ngokuhlamba amazinyo nolwimi ngezixhobo ezifanele oko roqo sakugqiba ukutya.

18. UGAWULAYO

Njengokuba sele sithethile ngamalungu namalungwana amaninzi omzimba, ndibona kuyimfanelo ukuba sigxile kwesi sifo sikagawulayo nentsholongwane yaso ngenxa yezizathu ezibini eziyinkathazo. Abantu bakuthi bayaphela ngugawulayo. Amadoda adlwengula abantwana bamantombazana abancinci kuba besithi baza kunyangeka kugawulayo xa benze njalo. Mandikhawuleze ndazise ukuba urulumente ngoku ukhupha iipilisi felefele ezikliniki, ezinika isiqabu ekwandeni kwentsholongwana kagawulayo emzimbeni walowo usulelekileyo nguye. Yiya ekliniki ufumane uncedo eliya kwenza uphile ixesha elide nentsholongwane leyo ngokufanayo nabantu abanexamba, intliziyo, isifo sephepha, umhlaza nezinye. Aba bantu bonke baqale ngokuvuma ukuba, baphila phantsi kwezi meko waza umphefumlo nombilini wabo wazolela loo nto. Xa sele unayo intsholongwana kagawulayo, sele isegazini lakho lonke hayi kwigazi elikwilungu lobudoda bakho. Loo nto ithi ukudlwengula umntwana omncinci okanye oomakhulu, usithi ubulala ugawulayo, uswele ukucinga. Ndicebisa ngokuba ugalele icephe leswekile emagini enamanzi ashushu uze emva koko uzame ukukhupha iswekile. Ngaloo ndlela, uyakububona ubuze bokucinga kwakho.

Ndikhe ndabukela abantu baseTsakane eGauteng ngomnye unyaka beqhanqalaza ngenxa yamanzi awayebangela ukugula ebantwini. La manzi kwakuraneleka ukuba agalelwe ityhefu emva kwenkululeko yangonyaka ka 1994. Babebonakala ke abantu baseTsakane kumabonakude besithi, abazu kuwasela amanzi kuba bengafuni kufa. Ndayithanda le ngcamango ndaphinda ndanomnqweno wokuba inga le ngcamango inganabela nakwisifo esibangela ukufa kwabantu, ugawulayo. Kulula ukuyeka amanzi atyhefiweyo kunokunqanda ukwanda kukagawulayo kuba abantu esingabo, asiyiyeki into nokuba iyasibulala. Ngethamsanqa kukho iidyasi zokunqanda ukusuleleka kodwa sikhetha ukusuleleka ngokunga zisebenzisi. Sinako ukuruqana namaqabane ethu siyokuhlolelwa isifo sikagawulayo, phambi kwesondo kodwa sikhetha ukuya emva kwesondo. Luphi uncedo kuloo nto?

Ugawulayo nentsholongwana yakhe uthathwa njengesifo sehlazo ngokunga fanelekanga, kulowo unaso. Unobangela waloo nto kukuba abantu bathi umntu onaso wenziwe kukuziphatha kakubi. Kuthiwani ke kumntu osulelwe ngulowo ke oziphethe kakubi? Lo mbuzo usisa komnye umbuzo wokuba ibangelwa yintoni na intsholongwane kagawulayo.

Ugawulayo ungena emntwini ngokulalana ngesondo ngaphandle kwedyasi, nomntu onaso esi sifo. Sendichazile kumaphepha angentla xa bendithetha ngemithambo yegazi ukuba, ubumanzi besondo babantu abaleleneyo bungena njengamanzi anokutya ezityalweni ngeengcanjana ezitsala amanzi. Ndiphinde ndathi ukungena kwale ntsholongwane kufana nenja ebomvu, umlilo, awukhonkothi. Uva ngezinyo. Ubuhlungu bomlilo awukwazi ukubukhanyela.

Okwesibini, ugawulayo ungena emntwini ngokusebenzisa inaliti okanye isitshetshe ebesisetyenziswe komnye umntu onesi sifo. Yiyo le nto neengcibi zakhuthi zilunyikiswa ngemidlanga eziyisebenzisayo. Nabo ke abasebenzisa iziyobisi, elowo makabe neyakhe inaliti ukuze igazi lakhe lingachatshazelwa lelomnye umntu. Okwesithathu, ugawulayo ufumaneka ngokufakelwa igazi lomntu onawo yiyo le nto igazi lonke elicelwa ebantwini, lihlolelwa ugawulayo kuqala ukuze linganikwa omnye umntu, asuleleke. Yiyo naloo nto kufuneka unxibe izikhusela-zandla xa usukuba unceda umntu owophayo. Okwesine, usana oluzalwayo luyasuleleka ngokudibana neencindi namanzi avela kunina onale ntsholongwane. Yiyo le nto belumkiswa ngokuba basele iipilisi ezikhethekileyo ngexesha elithile phambi kokubeleka

oonozala ukuze abantwana bakhuseleke bona
kwintsholongwane ekunina.

Ngelishwa, le ntsholongwane kagawulayo, idodobalisa amajoni
okulwa iintsholongwane apha emizimbeni yethu. Loo nto
yenza ukuba umzimba ubelula ukufumana iintsholongwane,
ezanda ngenxa yokuba amajoni okulwa engekho emzimbeni.
Ngelishwa, loo ndawo ibisoloko inkenenkene emzimbeni
wakho phambi kokungenwa yile ntsholongwana, ingaba yiyo
ogula ngayo maxa wambi ude ubulawe yiyo. Sele zichaziwe
izinto nokutya ezithwele amayeza okukunceda kumaphepha
angaphambili. Zisebenzise kunye neepilisi zale mihla zokulwa
nesi sifo sikagawulayo.

Ugqira u Jon Kaiser, M D ongumbhexeshi wecandelo elibizwa
ngokuba yi Jon Kaiser Wellness Center eSan Francisco uthi
yena usebenzisa inkqubo equlathe ukutya okunezondlo,
ukutya okongezelelayo(nutritional supplements), amayeza
emithi nezityalo, ukuzivocavoca umzimba, ukwehlisa
inkxwaleko(stress) kunye neendlela zokonyusa uvuyo nenkolo.
Kwenye yezinto athi uyazisebenzisa yingcinga yokuzikhuthaza,
umthandazo nento ebizwa ngokuba yi Yoga. Uthi ubukhulu
becala, ukuphila, akuveli ezibhotileni nasezipilisini zodwa koko
kuvela ngaphakhathi komntu. Uthi intetho ezivela emntwini,
ezithi, "Andinto yanto", "Andina kunyangeka", zibangela
ukuba umzimba unikezele msinyane. Uthi abantu mabaguqule
ukucinga kwabo, baguqule izinto ezimbi nezibuhlungu
bazenze ntle. Umzekelo kukuguqula intetho ethi, " Ndiyoyika
ukuzifumana ndigula" ngentetho ethi, "Ndingumntu ophilileyo
yaye uvuyo neengcinga zam, ziya kuphuhlisa umzimba
onempilo". Iintetho ezikhuthazayo zifumaneka ixesha
elininzi, enkonzweni okanye kubantu abakholelwa kumandla
kaSoMandla. Enye impazamo esiyenzayo, kukutyeshela
ukudlala. Sithi ukudlala kokwabantwana okanye abantu
abahlawulelwa ukudlala. Ewe kulungile ukubukela abadlali
bentlobo zonke kodwa nathi masidlale. Ukudlala kululamisa
ingqondo nomzimba!

19. YINTONI UMSEBENZI WEEVITHAMINI EMIZIMBENI YETHU

Vithamin A

Uvithamin A unceda ezintweni ezimbalwa. Ngelishwa andinalo ulwazi ngengcombolo yokuba ezi zinto zenzeka njani. Enye ingxaki yeyokuba loo ngcombolo ibiya kugcwalisa yonke le ncwadi singabi nakuthezela eziko. Ndicinga ukuba xa uvile ngendlela ebaluleke ngayo ivithamin leyo, uzakuba nomdla kwizinto ozityayo. Ndicinga ukuba umdla wakho iyakuba ngulowo unqwenela ukuzisa impilo okanye ukhuseleko emzimbeni wakho kwizifo.

Uvithamin A unceda amehlo abenempilo. Ukwanceda nasekukhuthazeni amalungwana omzimba ekuqhubeleni ufuzo okanye ukufana phakathi kwabantu abazalanayo(genetic make-up). Ixhobisa umzimba ekulweni nentshaba(Immune systems). Kuthiwa inceda nasekukhuleni kakuhle kosana esibelekweni sikanina kwiiveki neenyanga zokuqala. Inceda kwindlela amathambo asebenza ngayo. Impilo entle yolusu lomntu incedwa nguvithamin A.

Vithamin B

Uvithamin B akafani nezinye iivithamin kuba yena wehlulwe wabazindidi ezahlukeneyo ngenxa yoncedo elahlukeneyo elifumaneka kwezo ndidi. Zonke ezi ndidi zikavithamin B zinceda umzimba ekuguquleni ukutya kube ngamandla okanye amafutha esingawafanisa nepetroli emotweni. Lamafutha ngelasemzini abizwa ngokuba yi glucose. Naye uvithamin B unceda kwimpilo entle yolusu, iinwele, amehlo nesibindi somntu.

Uvithamin B1(thiamine) unceda kakhulu kwiimeko ezikhathaza ingqondo(stress).

Uvithamin B2(riboflavin)

unceda ekunqandeni inkungu emehlweni.

Vithamin B3 (niacin)

unceda ekugcineni intliziyo isempilweni entle.

Vithamin B5

Unceda ekuguquleni amachiza emzimbeni abe yilo nto umzimba uyinqwenelayo maxawambi.

Uvithamin B6 udlala indima enkulu ekuxutyweni kwamachiza emzimbeni.

Uvithamin B7 (biotin)

ukhuthaza umsebenzi wokuxuba amachiza emzimbeni. Ngaphandle kwakhe, uninzi lwenkqubo ezisemzimbeni, bezingayikubakho. Inika impilo, Ilungisa ulusu, iinwele namazipho

Uvithamin B8 (Biotin)

Udlala indima enkulu ekwakheni izikhusela-mzimba. Ibalulekile kubantwana abakhulayo ezibelekweni zoonina kuba ngeli xesha kufuneka kudaleke iikopasile ezibomvu ezininzi. Ufuzo nokufana kosana nomzali, kukhuthazwa yile vithamin. Inciphisa amathuba okonzakala kobuchopho nomongo osemathanjeni omqolo wosana olungekazalwa.

Uvithamin B9

Ngaphandle kokuncedisa ekuphuhliseni amandla omzimba avela kwiikhabhohayidrethi, kwiiprotheni nasemafutheni, unoxanduva olukhulu ekunikeni impilo kwimithambo ehambisa imiyalelo ukuya ebuchotsheni.

Uvithamin B12

Uncedisa ekugcineni intliziyo ikwimpilo entle. Ikwakhuthaza ukwakheka kwezikhusela-mzimba. Wonke amalungwana omzimba kufuneka efumene uvithamin B12 ukuze abesempilweni.

Vithamin C

Uvithamin C uncedisa ekwakheni amadonga angaphakathi emithambo yegazi abemtyibilizi, namanye amalungu. Uncedisa kwinkqubo yokuthunyelwa komongo-moya kuwo wonke amalungwana. Intsimbi kufuneka ibenovithamin C ukuze itsaleke emathunjini. Incedisa ekulweni isifo somhlaza. Iingedle zecuba zicetyiswa ukuba ziziqhelanise nokutya okunovithamin C kuba ngenxa yokutshaya icuba, incinci ioksijini emalungwini azo. Kuthiwa namandla obudoda ayehla (impotency) ngokutshaya icuba kumadoda amatsha naselula.

Vithamin D

Uncedisa umzimba ukuba utsale ikhalsiyam ekutyeni ukuze kwakheke amathambo. Ilitha lelanga elikhanya eluswini lomntu, linika uvithamin D emzimbeni. Ukugcakamela ilanga nako makungabaxwa.

Vithamin E

Uncedisa ekulweni umhlaza ngokunqanda ukonakala kwezondlo. Xa iapile ilunyiwe, yabethwa ngumoya, ijika umbala ubemdaka. Uvithamin E ulwa neemeko ezinjalo emzimbeni.

Vithamin K

Uvithamin K ubalulekile ekugcineni amathambo enempilo nasekukhuthazeni ukusetyenziswa kakuhle kwekhalsiyam ngumzimba. Uvithamin K ukwanceda nasekubeni igazi lakho likwazi ukujiya, lingcibe inxeba elophayo ngokujika libe lihlwili.

Loo nto yenza ukuba umntu angophi ade aphelelwe ligazi emzimbeni. Ikhalsiyam kwakhona ibalulekile ekwenzeni ukuba imithambo yegazi ibenempilo yokuthumela igazi kumalungu onke.

20. YINTONI UNCEDO LEZIMBIWA EMIZIMBENI YETHU?

Ikhalsiyam

Ikhalsiyam ifumaneka ekutyeni okuninzi. Ngaphandle kokuba inceda ekwakheni amathambo aqinileyo, inceda ekwenzeni izihlunu zishukume zibe nempilo. Ikwanceda nemithambo ethumela imiyalelo(nerves) evela neya kwiimbombo zonke zomzimba, ndithetha ngoqhagamishelwano lwamalungu omzimba nobuchopho. Ikhalsiyam inceda imithambo yegazi ekwenzeni umsebenzi wawo, wokuhambisa igazi.

Intsimbi

Intsimbi emzimbeni yethu idlala indima ebalulekileyo yokuthwala umongo-moya ukuwusa kumalungu onke omzimba. Umongo-moya unceda ekulweni iintsholongwana emzimbeni

Iphothaziyam

Iphothaziyam inceda ekubeni izihlunu zethu zikwazi ukukrwaqela nokoluleka. Le, yintshukumo ebaluleke kakhulu kwintliziyo yakho nezihlunu ngokubanzi. Iphothaziyam inceda nasekulawuleni umlinganiselo wamanzi emzimbeni wakho. Iphothaziyam ikhuthaza ukukhutshwa emzimbeni kwento ebizwa ngokuba yi *CITRATE* ngelwimi lasemzini. Kuthiwa inkathazo yale *citrate*, ithi yakudibana nekhalsiyam, yenze amatye esinyini okanye ezintsweni. Lamatye abangela ukuba abantu abanawo baye kutyandwa okanye baphile neentlungu ezinganyamezelekiyo.

Ifosforas

Ifosforas incedisa ikhalsiyam ekwakheni amathambo akho. Loo nto ithetha ukuba ikhalsiyam yodwa, ayanelanga ekuqiniseni amathambo. Olunye uncedo lefosforas kukunika amandla kumalungu omzimba.

Imagneziyam

Imagneziyam iluncedo ekutsalweni kwekhalsiyam ngumzimba ikwaluncedo ekukhuthazeni izihlunu ezithambileyo zentliziyo, zibe sempilweni ngokuphumla.

Ikopolo

Ikopolo ibalulekile ekwenzekeni kweekopasile ezibomvu ezinika loo mbala egazini. Ukunqongophala kwekopolo kubangela ukuba umntu angenwe lula zizifo zamathambo nezo zinxulumene nokusebenza kobuchopho nemithambo yabo. Nentliziyo iyachaphazeleka.

Imanganizi

Imanganizi ifumaneka kuninzi lwezinto esizityayo yaye bubuncinane bayo obufunekayo kodwa ibalulekile emzimbeni wethu. Imanganizi inceda ekulweni nokonakala kwamalungwana, okubangelwa kukuxabana kwamachiza asemzimbeni, adibene nomongo-moya ngokugqithisileyo(oxidation). Ifumaneka ekutyeni kweengqambu okunje ngezonka zengqolowa.

21. ZIFUMANEKA PHI EZI VITHAMINI

A	B	C	D	E	K
Apulkosi	Carrot	Carrot		Carrot	Cabbage
Spinatshi	Cashew Nuts	Spinatshi		Brazil nuts	
Lettuce	Oats	Lettuce		Almond	
Peas	Lettuce	Banana		Pesika	
Pesika	Pine nuts	Peas		Chickpea	
Grapes	Almond	Pesika		Sunflower Seed	
Chickpea	Cherimoya	Grapes		Avocado	
Broccoli	Brazil nuts	Broccoli		Peas	
Squash	Walnut	Chickpea		Onion	
Guava	Macadamia	Grapefruit		Figs	
Onion	Banana	Yam		Barley	
Cauliflower	Peas	Strawberry		Olive	
Pawpaw	Pesika	Guava		Cabbage	
Olive	Grapes	Lemon		Carambola	
Cabbage	Chickpea	Passion fruit		Quince	
Pepper	Yam	Onion		Rice	
Carambola	Sunflower Seed	Cauliflower		Cauliflower	
Persimmon	Avocado	Pawpaw		Apple	
Plum	Guava	Radish		Plum	
Watermelon	Rye	Pineapple		Pomegra Nate	
Blueberry	Lentils	Cabbage		Asparagus	
Tomato	Onion	Red pepper		Cherry	
Chard	Figs	Potato		Peanut	
Loquat	Dates	Carambola		Mango	

Sweet Potato	Cauliflower	Sapote		Kiwi	
Cherry	Pawpaw	Quince			
Mango	Barley	Persimmon			
Kiwi	Olive	Apple			
	Belgian Endive	Plum			
	Pineapple	Pomegranate			
	Cabbage	Asparagus			
	Potato	Melon			
	Carambola	Eggplant			
	Rice	Feijoa			
	Plum	Tomato			
	Pomegra Nate	Cherry			
	Asparagus	Turnip			
	Watermelon	Chestnut			
	Hazelnut	Peanut			
	Melon	Mango			
	Eggplant	Kiwi			
	Soybean	Orange			
	Tomato	Tangerine			
	Mushroom	Litchi			
	Cherry	Acerola			
	Wheat				
	Chestnut				
	Peanut				
	Mango				

22. ZIFUMANEKA PHI IIPROTHENI, IKHABHOHAYIDRETHI, AMAFUTHA ABALULEKILEYO NEZINCIPHISI-ASIDI(ALKALINE)

Protheni	Ikhabho Hayidrethi	Fatty acid	Amino Acid	Ioli	Alkaline
Carrot	Carrot	Cashew Nuts	Oats	Carrot	Apulkosi
Spinatshi	Oats	Oats	Almond	Chickpea	Banana
Oats	Banana	Pine nuts	Avocado	Avocado	Grapes
Brazil nuts	Peas	Walnut	Olive	Onion	Avocado
Lettuce	Chickpea	Soybean	Potato		Beetroot
Pine nuts	Grapefruit	Peanut			Onion
Almond	Yam				Potato
Broccoli	Rye				Watermelon
Walnut	Lemon				Turnip
Macadamia	Pistachio				Chestnut
Peas	Figs				Cucumber
Chickpea	Barley				
Avocado	Artichoke				
Rye	Pineapple				
Lentils	Cabbage				
Passion fruit	Potato				
Pistachio	Carambola				
Fava beans	Sapote				
Onion	Quince				
Dates	Rice				
Zucchini	Apple				
Barley	Pomegranate				
Olive	Corn/mbona				
Artichoke	Eggplant				
Cabbage	Feijoa				
Potato	Soybean				

Carambola	Sweet Potato				
Rice	Wheat				
Pomegranate	Leek				
Corn	Chestnut				
Asparagus	Coconut				
Hazelnut	Peanut				
Soybean	Mango				
Mushroom	Litchi				
Wheat					
Chestnut					
Peanut					
Bean					

23. ZIFUMANEKA PHI IZIMBIWA EZIFUNWA NGUMZIMBA

Intsimbi	Iphothazi Yam	Ikhalsiyam	Magne Ziyam	Fayibha (fiber)	Manga Nizi
Carrot	Apulkosi	Brazil nuts	Spinatshi	Carrot	Apulkosi
Apulkosi	Lettuce	Lettuce	Cashew Nuts	Oats	Walnut
Spinatshi	Cherimoya	Almond	Brazil nuts	Lettuce	Guava
Brazil nuts	Broccoli	Cherimoya	Almond	Cherimoya	Figs
Lettuce	Walnut	Broccoli	Banana	Banana	Dates
Pine nuts	Banana	Walnut	Walnut	Peas	Belgian Endive
Cherimoya	Peas	Macadamia	Peas	Pesika	Pineapple
Walnut	Pesika	Grapes	Pesika	Grapes	Potato
Macadamia	Grapes	Grapefruit	Chickpea	Chickpea	Soybean
Banana	Chickpea	Squash (senza)	Grapefruit	Grapefruit	Wheat
Peas	Grapefruit	Sunflower Seed	Sunflower seed	Squash	
Grapes	Squash	Guava	Guava	Strawberry	
Chickpea	Yam	Pistachio	Rye	Avocado	
Sunflower Seed	Strawberry	Figs	Lentils	Pear	
Avocado	Avocado	Dates	Passion fruit	Guava	
Pear	Pear	Cauliflower	Pear	Rye	
Guava	Guava	Pawpaw	Pistachio	Beetroot	
Rye	Lentils	Olive	Figs	Lentils	
Beetroot	Pistachio	Cabbage	Dates	Passion fruit	
Lentils	Figs	Hazelnut	Cauliflower	Onion	

Passion fruit	Dates	Eggplant	Pawpaw	Dates	
Pistachio	Cauliflower	Soybean	Barley	Barley	
Fava beans	Pawpaw	Loquat	Pineapple	Olive	
Figs	Olive	Leek	Cabbage	Cabbage	
Dates	Belgian endive	Coconut	Potato	Pepper	
Cauliflower	Radish	Peanut	Sapote	Potato	
Pawpaw	Pineapple	Cucumber	Corn	Carambola	
Barley	Cabbage	orange	Asparagus	Quince	
Olive	Potato		Melon	Persimmon	
Pineapple	Carambola		Soybean	Apple	
Cabbage	Sapote		Tomato	Plum	
Potato	Quince		Loquat	Corn	
Sapote	Apple		Wheat	Asparagus	
Quince	Pomegra Nate		Leek	Soybean	
Persimmon	Corn		Coconut	Tomato	
Apple	Asparagus		Peanut	Sweet Potato	
Pomegra Nate	Melon		Cucumber	Cherry	
Corn	Eggplant		Kiwi	Wheat	
Asparagus	Soybean		Orange	Turnip	
Hazelnut	Tomato			Mango	
Melon	Mushroom			Bean	
Soybean	Loquat			Kiwi	
Tomato	Wheat			Orange	
Mushroom	Turnip				
Chard	Chestnut				
Wheat	Peanut				
Leek	Cucumber				
Cucumber	kiwi				

Bean	Orange				
Kiwi					
Orange					

Fosforasi	Calories	Zinc	Copper	Phyto Chemical	Fructose
Oats	Cherimoya	Walnut	Walnut	Grape	Pear
Brazil nuts	Walnut	Peas	Pistachio	Lemon	Beetroot
Almond	Grapes	Chickpea	Grapes	Cauliflower	Passion fruit
Cherimoya	Chickpea	Pear	Pear	Cabbage	Dates
Walnut	Yam	Guava	Lentils	Soybean	Pawpaw
Macadamia	Avocado	Rye	Figs	Orange	Persimmon
Grapes	Lentils	Lentils	Dates		Apple
Chickpea	Dates	Figs	Belgian Endive		
Sunflower Seed	Olive	Dates	Pineapple		
Guava	Apple	Cauliflower	Cauliflower		
Rye	Hazelnut	Barley	Potato		
Pistachio		Belgian Endive	Quince		
Dates		Potato	Pomegra nate		
Cauliflower		Soybean	soybean		
Pawpaw		Wheat	wheat		
Barley			Kiwi		
Olive					
Cabbage					
Potato					

Corn					
Asparagus					
Hazelnut					
Soybean					
Tomato					
Mushroom					
Wheat					
Coconut					
Cucumber					

24. ABABHALI NEENCWADI ZABO EZINDINCEDILEYO (References)

1. *God's Pharmacy* by Herman Uys
2. *Alternative Cures* by Bill Gottlieb
3. *Healthy Foods* by George D Pamploma-Roger, M.D
4. *Medical Encyclopaedia* by Dr J A C BrownPears
5. *Nutrition & Healing* by Dr Jonathan V Wright
6. *The Sugar Solution* by Sari' Harrar
7. *New Health Revelations* by Fleet Street Publications
8. *Oxford English-Xhosa Dictionary*
   A Fischer
   E Weiss
   E Mdala
   S Tshabe
9. *Menopause Manage Its Symptoms with the Blood Type Diet* By Dr. Peter D'Ardamo
10. *The China Study* by T. Colin Campbell, PhD & Thomas M. Campbell

www.ingramcontent.com/pod-product-compliance
Lightning Source LLC
Chambersburg PA
CBHW050425290526
45786CB00003B/1406